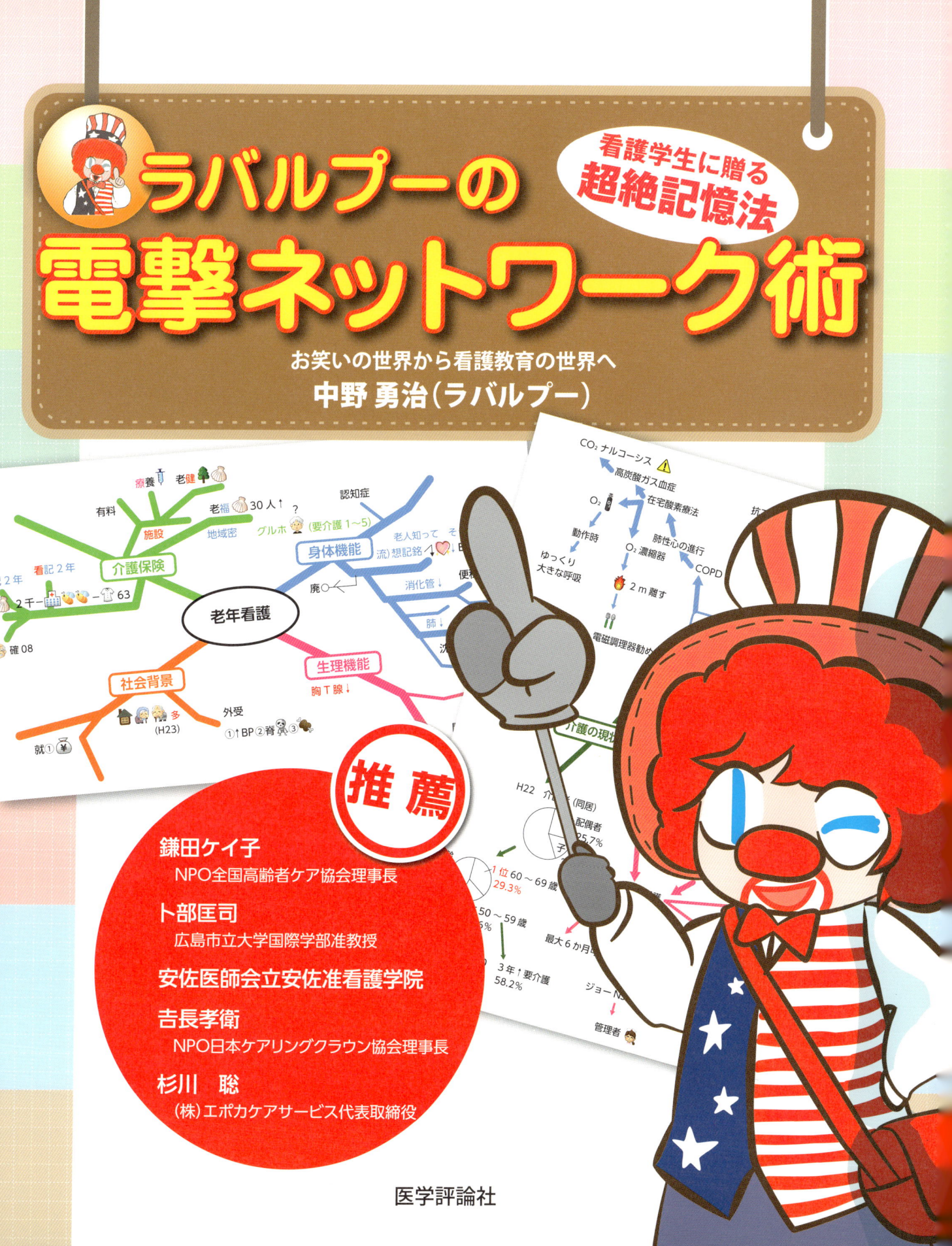

＊正誤情報，発行後の法令改正，最新統計，ガイドラインの関連情報につきましては，弊社ウェブサイト（http://www.igakuhyoronsha.co.jp/）にてお知らせ致します。

＊本書の内容の一部あるいは全部を，無断で（複写機などいかなる方法によっても）複写・複製・転載すると，著作権および出版権侵害となることがありますので御注意下さい。

ラバルプーの電撃ネットワーク術 もくじ

まんが	電撃ネットワーク術「きみもためしてみない？」	5
巻頭トーク	電撃ネットワーク術が誕生するまで	8

第1章 電撃ネットワーク術とは … 13
コラム❶　合格は勉強だけでは勝ち取れない　15

第2章 電撃ネットワーク術　はじめの一歩 … 16
用意するもの　16
まず過去問題を解く　16
「電撃ネットワーク術」4つのポイント　16
コラム❷　病態関連図と電撃ネットワーク術の違い　17

第3章 電撃ネットワーク術の実践❶ … 18
「老年看護」の電撃ネットワーク術　18
コラム❸　語呂を使ってみよう！　30

第4章 〔事例検討会〕　看護学生たちの電撃ネットワーク術 … 34
よくできました！効果的な電撃ネットワーク術の事例　34
こうすればもっとよくなる！電撃ネットワーク術の修正事例　38

第5章 電撃ネットワーク術の実践❷ … 43
「小児看護」の電撃ネットワーク術　43
「母性看護」の電撃ネットワーク術　56
「在宅看護」の電撃ネットワーク術　76
「精神看護」の電撃ネットワーク術　87

2大ふろく … 101
❶ラバルプーの目標設定バルーン　101
❷「電撃ネットワーク術」マップ作成フォーマット　103
　老年看護／小児看護／母性看護／在宅看護／精神看護

あとがき … 113

まんが 電撃ネットワーク術
「きみもためしてみない？」

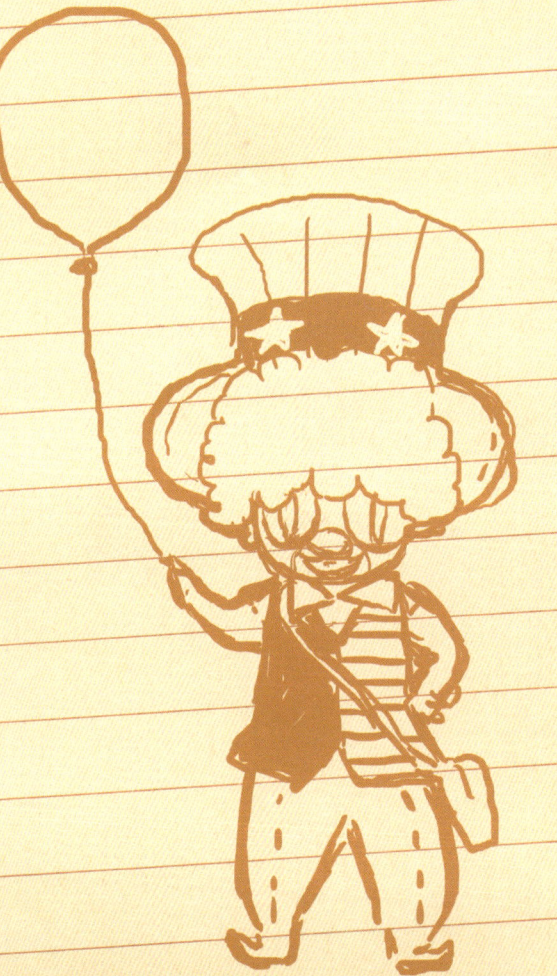

絵：小里柚華
HP:http://trifle.oboroduki.com/

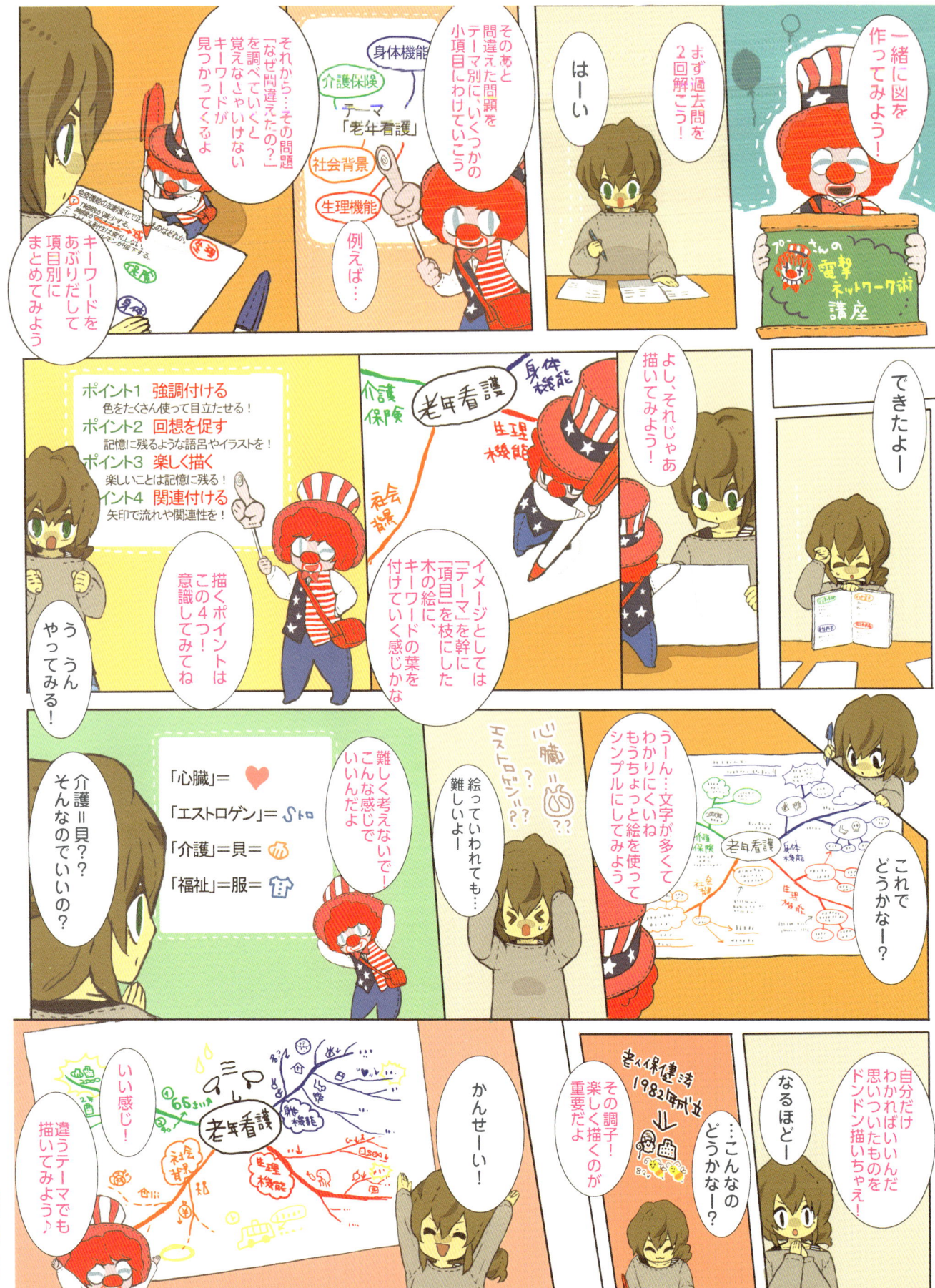

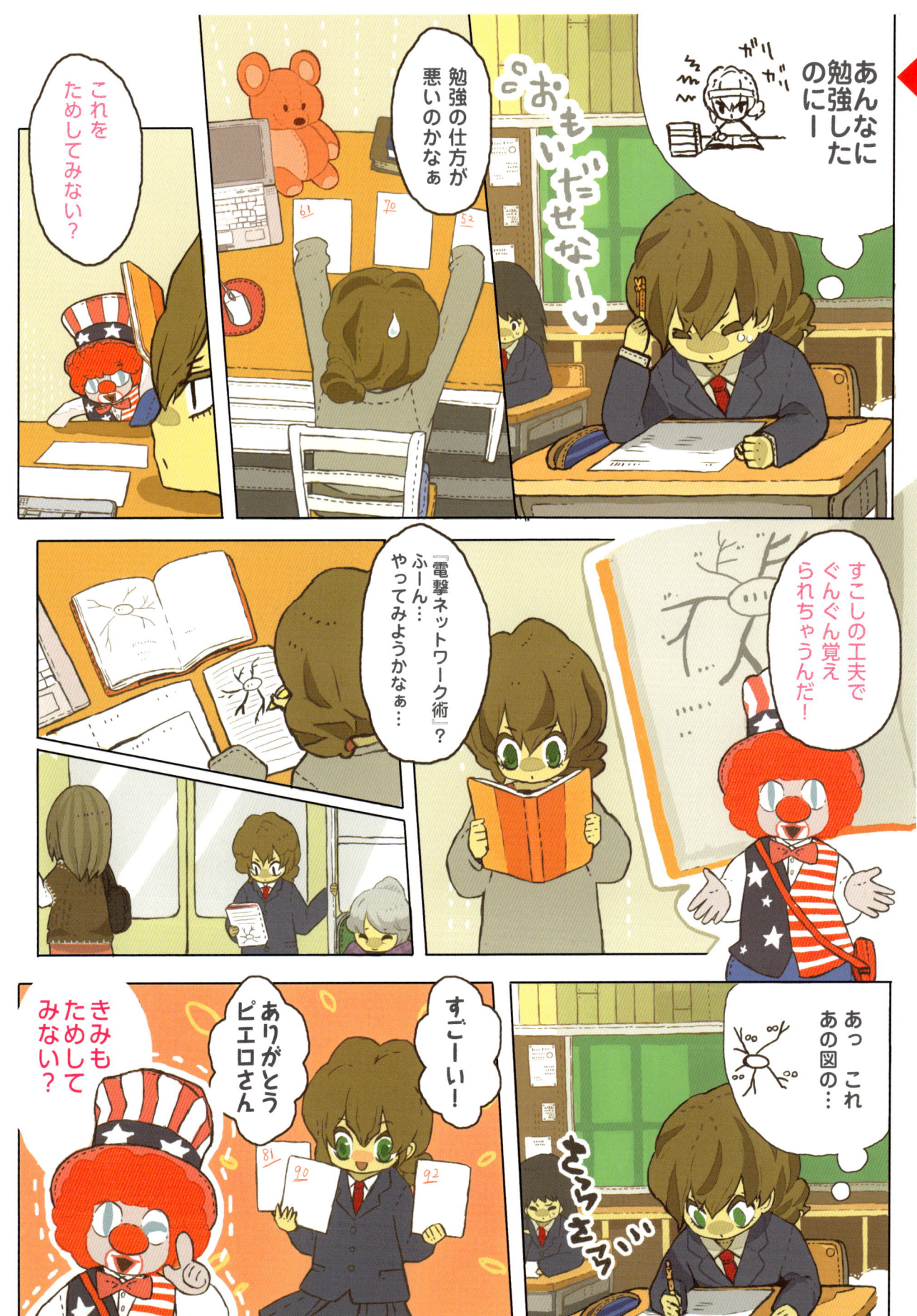

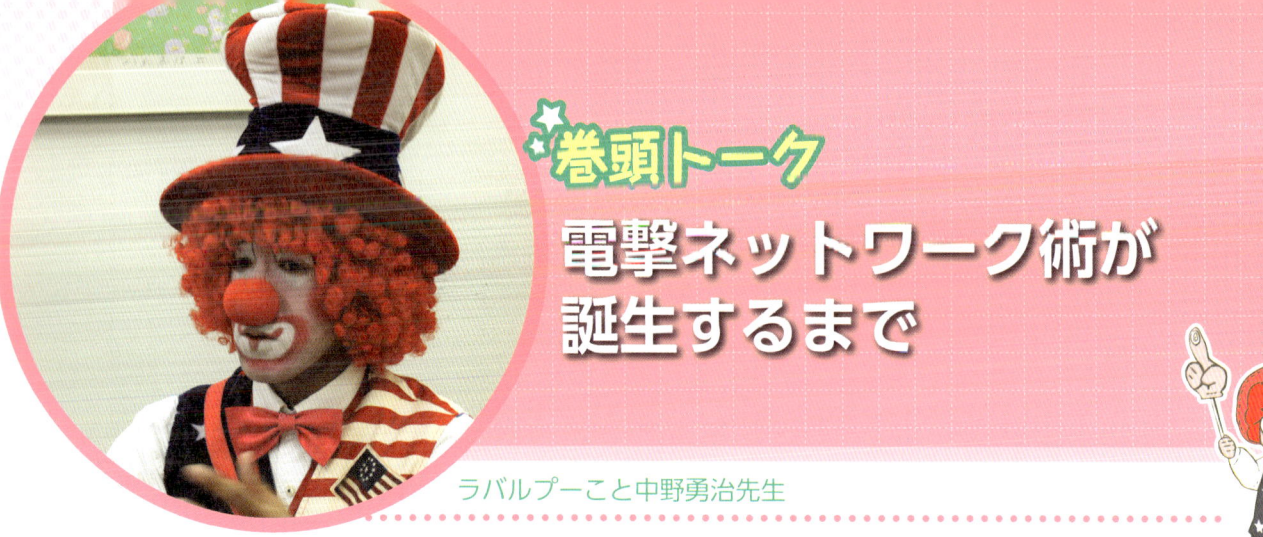

巻頭トーク
電撃ネットワーク術が誕生するまで

ラバルプーこと中野勇治先生

成績のよい学生は「省エネで確実な勉強法」を知っている

自分とはまったく違う勉強の仕方がある！

――本書で紹介する「電撃ネットワーク術」を考案したきっかけは？

看護学生時代の僕は、とにかく忙しい毎日を送っていました。午前中は介護士として特養で働き、午後は学校、帰宅後はタクシー乗務のアルバイト。看護師の国家試験に合格するには、いくつもの領域にわたる膨大な知識を体系的に覚えなければならないのに、勉強するのはタクシーの客待ちの時間だけといった時期もありました。思うように成績は上がらず、ほかの学生との差は次第に開いていくばかり。「自分は本当に看護師になれるのだろうか」と焦燥感にかられ、不安な日々でした。

その頃の自分の勉強法といえば、過去問題を繰り返し解いて間違った箇所をノートにまとめたり、何度も書いたり声に出したりして覚えることがすべて。ノートにびっしり覚えるべき内容を箇条書きにして、重要箇所に蛍光ペンや色鉛筆でマークしていくと、勉強しているという感覚は強く残るんです。でも、なかなか成績には結びつかない。

それでも准看護師の試験にはなんとか合格し、専門課程に進学。准看護師として脳外科に勤務しながら、相変わらずノートを広げて手を動かす勉強に励みましたが、やはり成績は振るいませんでした。

ほかの人はどんなふうにして勉強しているんだろう。そう考えて、成績のよい学生に聞いてみると、教科書にラインを引いて、そこにコメントや絵を書きこんだりしていました。「ノートはとっていないの？」と聞くと、「時間がもったいない」って言うじゃないですか。自分とはまったく違う勉強のしかたをしている人がいることに驚きました。

また、ちょうどそのころ『ドラゴン桜』（三田紀房、講談社）という漫画に紹介されているメモリーツリーを用いた勉強法を知りました。最初は「こんな勉強のしかたで本当に効果があるんだろうか」と半信半疑でしたが、知り合いの教育学者に疑問をぶつけてみたところ、「これは正当な勉強法。絵に描いたり、語呂合わせで覚えると記憶に残るから効果的なんだよ」と説明してくれまし

た。そこで俄然興味がわいて、自分でも見よう見まねでやってみることにしたのです。

マップを描くことで頭のなかを整理する

　最初は戸惑いました。1枚の紙に1本の大きな木を描いていくように、最重要項目を太い幹に見立てて、関連する項目を枝や葉として描きこんでいくのですが、複数の要素が複雑に絡み合う看護学を単純化するのは簡単ではありませんでした。手始めに取り組んだ「老年看護」のメモリーツリーでは、生理機能と身体機能、社会背景や介護保険など、関連項目を1本の幹に次々に書き込んでいったら、ぐちゃぐちゃなものができあがった。「なんだ、これなら自分の勉強のしかたのほうがマシじゃないか」と落ち込みましたが、あきらめず試行錯誤を続けるうちに、いくつかの重要項目ごとに島分けしてマップを描いていくことを思いついたんです。それで、頭の中がすっきり、きれいに整理できました。

　それぞれの島に関連する項目や、これまでに覚えた語呂合わせなどを、次々にマップに書き込んでいきました。できるだけシンプルにするために、用語をアイコン風な絵に置き換えてみたり、自分なりの工夫をどんどん盛り込んでいった。そうして完成したマップを毎日持ち歩き、時間があるときに取り出して見る。夜寝る前にも必ず見るようにしていました。

　その後の模試を受けたとき、僕は本当にびっくりしました。頭の中にぱっと浮かんでくるんです。自分がマップに描きこんだ絵や語呂が、はっきりと。そのときの模試では、いきなりトップになっちゃった。その後も、脳外科に勤務しながらの多忙な毎日は続きましたが、模試でベスト10から外れることはありませんでした。そして国家試験にも合格。僕は晴れて看護師になることができたのです。

目指したのは「楽しく覚えられる」勉強法

「大切なことが頭のなかにすーっと入ってくる」

——現在は看護学校で教壇に立たれています。「電撃ネットワーク術」に対する学生たちの反応は？

　はじめのころは「なに、こんなことやらせて」といった雰囲気でした（笑）。僕にとっては効果的な勉強法でしたが、ほかの人にとってはどうだろうという思いがあったので、学生に感想を聞かせてもらいながら、進めていくことにしました。学生たちからは、「試験のとき、勉強した内容がはっきりと頭に浮かんできました」といった感想がいくつも寄せられて、「やっぱり、この勉強法は誰にでも通用するんだ」と確信が深まりました。「この勉強法で頭の中がクリアになって、覚えるべきことがすーっと入ってくる」という声も多く聞かれました。「ほかの教科で教わったこともこの方法で整理したら、テストの成績が上がりました。ありがとうございます」と言われたときは、涙が出そうでした。

　看護学校の学生たちは、10代から50代まで

年齢層も幅広く、バックグラウンドも様々です。子育てをしながら働いて、勉強もして、毎日精いっぱいの日常を送っている学生もたくさんいます。そんな学生も、この勉強法でマップさえ完成させれば、その後の勉強はうんとラクになるんじゃないか。そうなれば子どもと接する時間も増えるし、気持ちに余裕ができて楽しい食卓を囲めるようになるんじゃないか。僕のなかにはそんなビジョンがありました。だから、実際に「最近は子どもとちゃんと遊べています」という感想をもらったときは、本当にうれしかったですね。

自分なりの工夫を楽しんで

なかには、「絵を描くのは苦手」「ゴロを考えるのが難しい」と伸び悩む学生もいました。そんな学生には、描くべきマップの一部を空欄にして提示して、絵を描くための道筋を示すようにしました。マップの描き方さえわかれば、その先はどんどん進められると思います。「わからない」で終わらせず、とりあえず真似から始めてみることです。本書ではその過程をくわしく解説しているので、ぜひ参考にしてください。

すべての事柄を書き込む必要はないんです。大切なのは、自分が覚えるべきポイントを見つけること。そして、それらを自分なりの工夫でマップに描いていけばいいんです。絵も語呂も、自分さえわかればいいので、難しく考えず、楽しみながらマップを完成させていってほしいと思います。

看護師はみんなから頼りにされる仕事

笑いの世界から医療・介護の現場へ

——ところで、ご自身が看護師を志すようになった理由は？

実は僕、看護師になる前はお笑い芸人だったんです。子どものころから、喜劇役者・藤山寛美さんが大好きで。初めて舞台を見に行ったとき、満員の観客が客席から乗り出すようにして舞台に集中し、全身で楽しんでいる様子に圧倒されました。「いつか自分も大勢の人を楽しませる仕事がしたい」という思いがふつふつとわいてきたことを、今でも思い出します。

高校生になってもその気持ちは衰えず、卒業後すぐ上京し、同郷人どうしのつながりに支えられながら、漫才コンビを結成してラジオやテレビの前説の仕事をするようになりました。過激なパフォーマンスで知られる電撃ネットワークの付人をしていたこともあります。「ビルの3階から飛び降りて、倒れてもパッとすぐに起き上がることはできないか」なんて突拍子もないアイデアがポンポン飛び交って、「できっこない」「ムリ」と片づけられそうなことを、あきらめずにとことん考えてみるんです、あの人たちは（笑）。いまになってみれば、そんな姿勢に学ぶことも大きかったと思います。

漫才コンビも解消したり新結成したりを繰り返しましたが、なかなか芽は出ませんでした。漫才はやめてコメディアンを目指したらどうかと気持ちが揺れることもありました。そんなとき、デビュー前のロンドンブーツ1号2号の二人と出

会ったんです。まだ所属事務所も決まっていないのに、「僕ら絶対有名になります！」と堂々と宣言する彼らは、目標に向かって少しもぶれるところがなかった。肝が据わって根性がある彼らには勝てない。そう思った僕はお笑いの道をあきらめ、故郷である広島に帰ることを決めました。

——お笑い芸人から看護師に…。大きな方向転換でしたね。

ええ。広島に戻った僕は、知人から「あなたは福祉の仕事に向いている」と勧められたこともあり、寮父として特養で働きはじめました。その2か月後、阪神・淡路大震災が起こった。自分も何か役に立ちたいという一心で派遣スタッフとして被災地に赴いた僕は、他の地区で活動していた医師や看護師の働きぶりに感銘を受けました。そこにいる誰もが彼らを頼りにしている。あんなふうに人から頼りにされる存在になりたい。そう思ったことが、僕が看護師を志すようになった直接のきっかけです。

また、看護や介護のスペシャリストたちとの出会いも大きな刺激になりました。介護士の資格を取って働いていた特養で、入所者どうしの交流を図ることでもっと楽しく過ごしてもらえないかと取り組んだ園芸療法に関する研究が発端でした。研究発表を通じて知り合った当初、彼らが交わす会話の内容が僕にはまったくわからない。これじゃあ、ダメだ。もっと勉強して、これまで以上に介護や医療の現場で力を発揮できる、そしてみんなから頼りにされる存在になりたいという思いが一層強くなりました。

そして僕は看護学生になり、忙しい生活のなかでもがきながら勉強をして、僕なりに新しい勉強法を工夫したのは、先ほどお話ししたとおりです。

Profile

中野勇治（なかの　ゆうじ）

広島県生まれ。

10代の頃、喜劇役者、藤山寛美の舞台に魅了されコメディアンを目指す。藤山寛美に弟子入りを勧められるも、なぜか拒否して上京。

20代の頃、世界でも活躍する電撃ネットワークの付き人となる。同事務所のエスパー伊東の初代MCを務める。

20代半ば、阪神淡路大震災の派遣で医師や看護師の働きに感銘を受け、看護師への道を目指す。

30代半ば、看護師免許取得。介護施設、脳外科、混合外科、訪問看護で勤務し、知人の勧めにて介護施設で看護業務をこなしながら看護学校の非常勤講師となる。学生時代の独自の勉強方法を用いて講義を行う。平成24年度は3校の非常勤講師を務める。

ライフワークとして、休日はケアリングクラウンとなり仲間と共に児童館や小学校、病院等で活動。NPO日本ケアリングクラウン協会理事も務める。また広島山陽高校のボクシング部の指導補佐をしている。園芸療法家でもあり野外で農作業、ガーデニングをするため外見がロン毛で色黒なので、よくサーファーと間違えられる。

——ピエロ姿で、ケアリングクラウンの活動も続けていらっしゃいます。

ケアリングクラウンは、米国の医師パッチ・アダムスが、笑いのもつ力を治療に生かそうと、1960年代末ごろから始めた活動です。病院だけでなく、老人ホームや学校、場合によっては被災地などへも出かけていきます。僕の住む広島でも、アメリカで専門的に学び、地域で先駆的な活動をしてきた吉長孝衛さんという酒屋のおじさんがいて、僕にケアリングクラウンの手ほどきをしてくれました。当初は3～5名のグループで病院や学校、児童館を中心に、ピエロの扮装で出かけていましたが、いまでは一人で出かけるようになりました。衣装はもちろん自前。あちこちこだわってデザインして、近所のおばちゃんに作ってもらいました。オーダーメイドです(笑)。ピエロ

姿をした僕の名前はラバルプー。愛（Love）をいっぱい詰めた風船（Balloon）を運ぶプーさんです。

　活動を始めた当初、自分はピエロ姿で笑いを提供しているのだと考えていました。でも、そうではなかった。出かけていけば、自分が元気をもらえるんです。とくに児童館などに行くと、「ピエロさん、ピエロさん」と子どもたちが叫びながらどんどん集まってきて、僕に抱きついたり、腕を引っ張ったりしてくる。その相手をするのは、正直かなりしんどいんです。でも、こちらはその何倍ものパワーをもらえる。つらいことがあっても、前を向けるんです。だから、どんなに忙しくても、ケアリングクラウンの活動はこれからも続けていきたい。いずれ後進も育てていけたらと考えています。

　改めて考えてみると、僕の気持ちの底にはいつも、「人を楽しませたい」「人の役に立ちたい」という思いが潜んでいるんだと感じます。自分が「いいな」「楽しいな」と思って取り組んだことが広がって、人を楽しませている、人の役に立っていると知ったとき、僕は本当に幸せな気持ちになれるのです。もっと人を楽しませるにはどうしたらよいか。その答えを見つけるために、いまも奮闘しているところです。

がんばって「変わろう」とする人を応援したい

人はちょっとした刺激で驚くほど変われる

——最後に、この本を手にした看護学生へのメッセージを。

　日々教壇に立ち、多くの学生たちと関わっていて感じるのは、「人はちょっとした刺激を与えることでガラッと変われる」ということです。たったひとことで、やる気に火がついたり、前向きな行動がとれるようになったり、自信をもって周りの人たちと話ができるようになったり。そうした学生の様子を間近に見ることができるのは、教える者の醍醐味でもあります。

　「電撃ネットワーク術」は、そんな刺激になりうる勉強法だと思っています。どのように勉強すればよいのか、つまずき、悩んでいる人に、ぜひトライしてもらいたい。きっと自信をもてるようになるし、仕事も学生生活もプライベートも楽しめるようになると信じています。そしてこの勉強法は、自分なりの工夫を凝らしたり、友人どうし自分の工夫を自慢し合ったり、わからない箇所を教え合ったりすることで、心の支えにもなりうるものでもあります。成績を上げたい、家族との生活をもっと楽しみたい、友だちを増やしたい・・・どんなことであれ、「変わりたい」「変えたい」という思いをもつ看護学生の役に立つと思います。

　これまで僕は、いくどとなく挫折を繰り返してきました。自分の思うようにいかず、他人をうらやんだり、被害者意識に凝り固まったりしてしまうこともありました。そんなとき、故・ポール牧師匠からいただいた「他人をうらやむな、ただ己の道を一心に歩め」という言葉を繰り返し唱え、心の支えにしてきました。僕も誰かの心の支えになりたい。そんな思いも、この本に詰め込んだつもりです。

第1章 電撃ネットワーク術とは

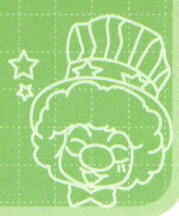

暗記よりも覚えやすい勉強法

　電撃ネットワーク術は、勉強法・記憶法の一つとして知られる「メモリーツリー」（図1）に手を加えたものです。メモリーツリーは、暗記よりも覚えやすい勉強法としてコミック『ドラゴン桜』（モーニングKC、三田紀房作）で紹介されているので、ご存じの方も多いのではないかと思います。

　メモリーツリーは、ものごとを記憶するのに大切な「強調」と「関連づけ」を取り入れることで、大量の情報を記憶し、忘れにくくしようとするものです。学習内容を相互に関連づけながら、1枚の用紙に1本の大きな木を描いていきます。もっとも重要な事柄を太くて大きい幹として、そこから先に広がる枝や生い茂る葉として関連する様々な項目を描き込んでいくことで、メモリーツリーを豊かなものにしていきます。

　このメモリーツリーは、「マインドマップ」をアレンジしたものです。マインドマップは、人間の思考法に合ったノート・クエスチョン法（インプットとアウトプットの両面からノートを取る方法）で、トニー・ブザン氏によって考案されました。思考、情報、アイデアを、キーワードや絵を使って1枚の紙にコンパクトにまとめていきます。12のルールに従って、表現したいテーマを用紙の真ん中に描き、放射線状にキーワードや絵などを加え添えて描いていくこの方法には、①発想を逃がさない、②記憶しやすい、③コミュニケーションを効果的にする、といった特徴がある

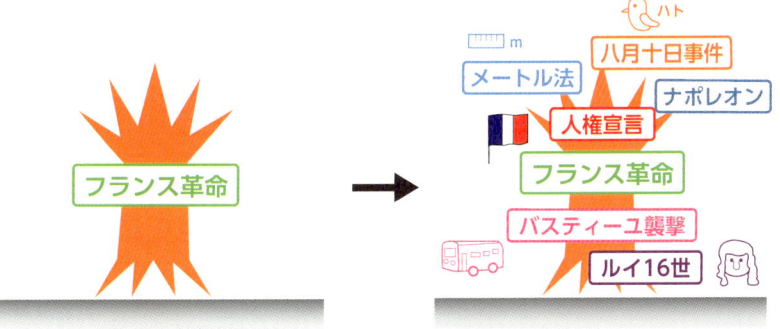

太くて大きい幹にはメインテーマである「フランス革命」が記されています。

「フランス革命」に関連する様々な情報を広げて完成させたもの。幹から無数の枝が分かれ、たくさんの葉が生い茂っています。

図1　「フランス革命」のメモリーツリー

と言われています。

　ルールが定められているマインドマップに対して、メモリーツリーはルールに拘束されることなく自由に木を描く点が異なります。そして両者に共通しているのは、文字だけでなく絵をふんだんに用いて、楽しんで描くよう勧めています。

複雑な看護学を整理するために

　看護学は、複数の要素が相互に関連する複雑な構造をしています。たとえば、同じ疾患でも年齢によって保険の適応が異なる場合があります。これを1本の木で表現しようとすると、同じ幹から分岐を繰り返して広がっていった末端の枝どうしが絡むことがあります。そのため、幹からの方向性が示されていないメモリーツリーで看護の勉強を進めていくのは難しいのです。実際、看護学生のなかには、大きなテーマを書き込むことはできても、そこからの展開ができない人がたくさんいます。

　電撃ネットワーク術（図2）では、看護の分野（老年看護、在宅看護など）ごとに、覚えるべき項目をあらかじめ抽出して記入することで方向づけをし、そこからマップを展開していきます。方向性さえ定まれば、記憶したいものが頭の中で整理しやすくなり、用紙にも描きやすくなるのです。マインドマップやメモリーツリーと同様、楽しみながら取り組めば、効果的な電撃ネットワーク術を完成させることができます。

　次章から、電撃ネットワーク術の具体的な取り組み方を説明していきます。

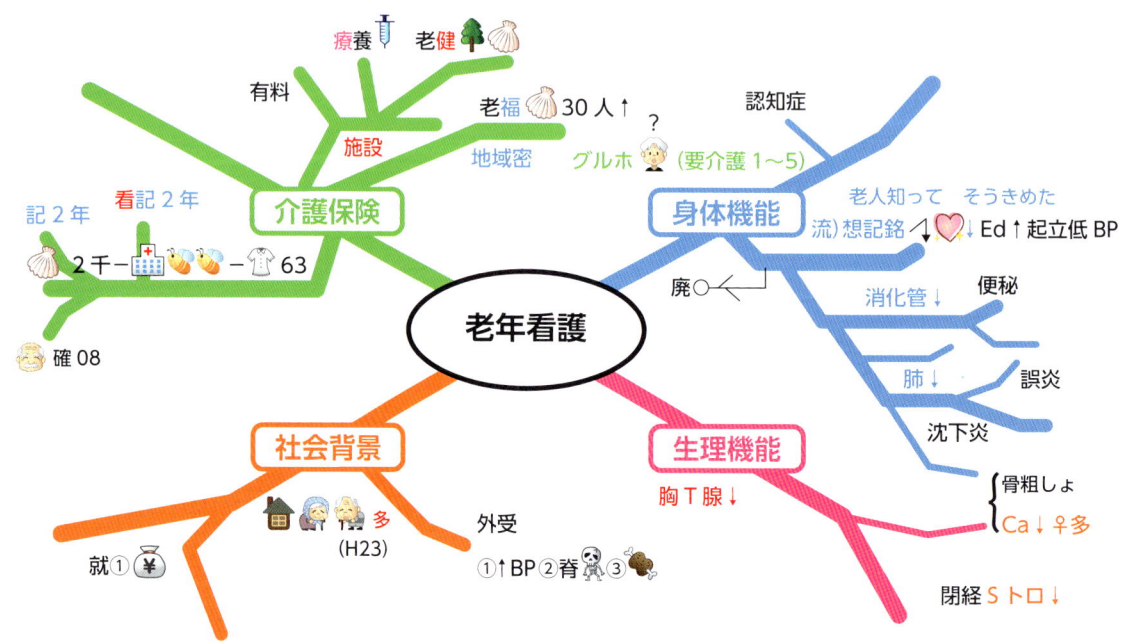

図2　「老年看護」の電撃ネットワーク術
　メインテーマである「老年看護」から、複数の要素が展開され、接続することで相互に関連づけられて、網の目のように広がる構造体となっています。

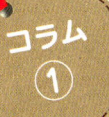

コラム① 合格は勉強だけでは勝ち取れない
——電撃ネットワーク術を始める前に伝えておきたいこと

看護師・准看護師試験に合格するには，勉強に励み，必要な知識を身につけることが欠かせません。電撃ネットワーク術は，楽しみながら効果的に勉強を進めていくために役立つ方法だと私は考えています。でも，それだけでは十分ではありません。合格を勝ち取るには，やみくもに勉強するだけでなく，ミスを減らし，得点アップにつながる戦略を立て，それに応じたトレーニングをする必要があります。

「ボール球」には手を出すな

看護師国家試験は四肢択一または五肢択一，五肢択二形式，准看護師試験は四肢択一形式で出題されます。こうした問題への対応で重要なのは，正解を探すのではなく，間違いを探すことです。野球にたとえるなら，ボール球（間違い）をしっかり見極め，決して手を出さないということです。そうすることで，ストライクゾーンが絞り込まれ，正解率アップにつながります。直観的に間違いを見つけ，点取りゲームの感覚で試験問題に取り組めるようになるまで，繰り返しトレーニングすることが重要です。

マークシート方式の問題を数多くこなそう

いずれの試験も，解答はマークシート方式で行われます。気をつけなければならないのは，マークミス。マークシートでは，たとえ全問正解であったとしても，マークミスをすれば，点数は得られません。私自身，看護師試験の当日，途中でマークミスに気づくという経験をしています。なんとか合格することはできましたが，血の気が引くような思いをしたものです。慎重を期すことはもちろんですが，マークシート方式の問題を数多くこなすことでミスをなくすようにしたいものです。

「繰り返し確認」を習慣づけたい

そして最後にもう1つ。試験当日には緊張のあまり，思いがけないミスをしてしまう可能性があることも知っておいてほしいと思います。たとえば，名前や受験番号の書き忘れ。私自身，受験番号を記入し忘れたまま解答用紙を提出しようとし，試験官の指摘で事なきを得た経験があります。受験者不明の解答用紙は，たとえ満点であっても決して合格にはつながりません。まさかと思うようなミスを防ぐには，「ありえないこと」と軽視せず，常に確認する習慣を身につける努力をしてほしいと思います。

第2章 電撃ネットワーク術 はじめの一歩

▶▶▶ 用意するもの

1. 「ラバルプーの電撃ネットワーク術」（本書）
2. 過去問題集（看護師国家試験、准看護師試験）
3. 用紙（A4判）
4. 鉛筆（2色以上；黒、赤、その他）

▶▶▶ まず過去問題を解く

　実際に電撃ネットワーク術によるマップを描く前に、過去問題を解きます。看護の領域は幅広いので、老年看護、小児看護、母性看護など、領域ごとに取り組んでいきます。

①領域ごとに過去問題100問を2回解く

　4択問題を100問解くということは、400個の選択肢に対応することになります。それだけでも膨大な量ですが、2回解くことで偶然に正解した問題を排除し、自分の弱点を確実に見つけることができます。できれば、2回目は速度を上げて解くと、より弱点が見つかりやすくなり効果的です。

②なぜ間違えたかを検討する

　間違った問題について、どうして間違えたかを調べます。そうすることで、覚えるべき事柄やキーワードをあぶり出していきます。
　「なぜ」という疑問を放置したまま、原因の追究を怠れば、決して成長は望めません。

▶▶▶ 「電撃ネットワーク術」4つのポイント

　過去問題を繰り返し解くことで自分の弱点が見つかったら、いよいよ電撃ネットワーク術のマップを描いていきます。マップを描くうえで大切なのは、以下の4つのポイントです。

ポイント① 強調づける

できるだけ色をふんだんに使い、記憶しやすいように強調します。強調した箇所を印象づけるため、無地の用紙を使うようにしましょう。重要項目を囲むのも効果的です。用紙は横長に使うのが基本ですが、縦のほうが使いやすければそれでも構いません。

ポイント② 回想を促す

自分が覚えやすい絵や語呂を使用します。絵や語呂を用いることで記憶に残り、また思い出しやすくなります。絵や文字を立体的に描くなど、いろいろ工夫すればより効果的です。

ポイント③ 楽しく描く

何よりも楽しむことが大切です。楽しいことは記憶に残るし、必要なときにスムーズに思い出せます。また、楽しければ集中力が高まり、次々と必要なことが見えてくるといった効果も期待できます。

ポイント④ 項目を関連づける

項目ごとの関係性や流れがわかるように矢印（⇒）で示したり、関連性の強さを矢印の太さや色の変化などで表現するなどの工夫をします。誰にでも説明ができるように、各項目の関連性を十分に理解することが重要です。

第3章では、具体的な問題を解きながら、マップを描いていきます。

コラム② 病態関連図と電撃ネットワーク術の違い

看護学生のなかには、病態関連図と同じ考え方で電撃ネットワーク術のマップを作成する人が少なからずいます。両者の違いをきちんと理解する必要があります。

病態関連図は、患者さんに関する「情報収集」「情報整理」のために作成するものです。患者さんの全体像を把握することで今後起こりうる問題点などを予測し、その援助方法などを考えていくために活用することが主な目的となります。

一方、電撃ネットワーク術は、「知識・情報・アイデアを体系的かつコンパクトにまとめる」ために作成するものです。自分なりの工夫でマップ上に展開していくことで、必要な知識や情報を関連づけながら記憶することが目的です。

つまり、病態関連図と電撃ネットワーク術は、作成する目的がまったく異なるのです。そのことを踏まえて、電撃ネットワーク術にトライしてください。なお、電撃ネットワーク術のマップをスマートフォンで写真として保存し、ひまなときに見て記憶するのも効果的です。

第3章 電撃ネットワーク術の実践❶

　A4の用紙を用意したら横長に置き、中央に楕円を描き、メインテーマを記載します。次に、項目ごとのラインを広げていきますが、この段階でつまずく学生が多いようです。領域ごとに主要な関連項目に分けて整理していくことが重要です。
　ここでは「老年看護」の電撃ネットワーク術について、過去問題を解きながら、マップの描き方を説明していきます。

「老年看護」の電撃ネットワーク術

　老年看護では、加齢に伴う変化が重要な「生理機能」「身体機能」「社会背景」に加え、療養に欠かせない「介護保険」の4つに分けて展開します。そのほか、「疾病」などを加えても構いません。

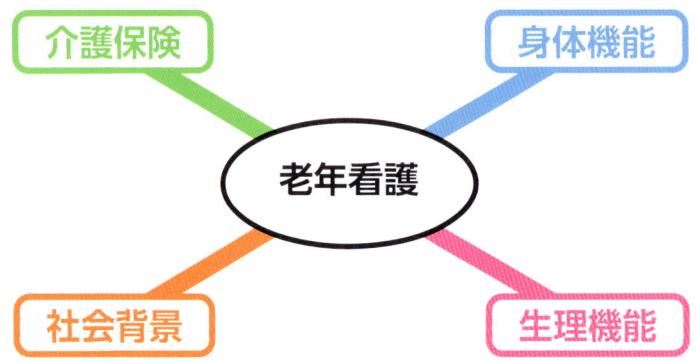

　過去問題を解いて間違った問題を検証することで覚えるべきポイントをあぶりだし、関連する項目ごとに仕分けをしてライン上に展開していくと、マップが描きやすく、そして覚えやすくなります。項目ごとに色分けすると効果的です。項目ごとに覚えるべきポイントをそのまま文章で書き込むと、文字ばかりで記憶に残りにくいので、イラスト化したり語呂合わせをするなど、自分なりに工夫するとよいでしょう。

第3章　電撃ネットワーク術の実践①

❓❓「生理機能」に関する問題

問題	免疫機能の加齢変化で正しいのはどれか。 ①T細胞は減少する。　　　　②胸腺組織は肥大する。 ③ストレス耐性は変化しない。　④副腎皮質ホルモンは低下する。
正解	①
解説	①, ②：T細胞は胸腺組織で産生される。胸腺は20歳では約30gだが、80歳では約3gまで退縮する。 ③：ストレス耐性は低下する。 ④：副腎皮質刺激ホルモンは変化しない。加齢によって低下するホルモンにはエストロゲンがある。

Let's Try! マップに描いてみよう！

問題1から、「加齢に伴ってT細胞は減少する」ことをマップに描きこむ場合、以下のような考え方で進めます。これはあくまでも例であり、とくにイラスト化したり語呂合わせをするときには、自分が覚えやすいようにイメージすることが大切です。

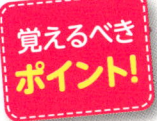
- T細胞は胸腺組織で産生される。胸腺は20歳では約30gだが、80歳では約3gまで退縮する。

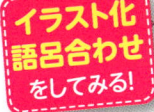
胸腺T細胞 …… **胸T腺↓**
- T細胞は胸腺組織で産生されるため「胸腺」の2文字の間にT細胞の「T」を組み込んだ。減少することを「↓」で表現した。

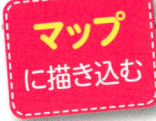
- 生理機能に関する事柄なので、マップ上の「生理機能」のラインに展開する。

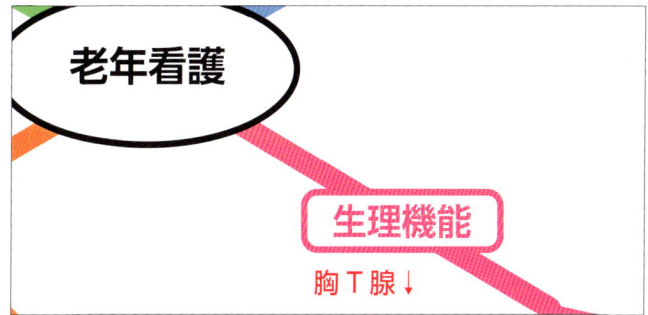

?? 「身体機能」に関する問題

問題 | 老年期の精神機能で低下しやすいのはどれか。
①理解力　　　　　　　　②判断力
③洞察力　　　　　　　　④記銘力

正解 | ④

解説 | ①，②，③：人間の知能は、一般的に流動性知能と結晶性知能から成り立っている。流動性知能は加齢とともに低下するが、結晶性知能はほとんど低下しない。
④：記銘力は流動性知能である。流動性知能とは、新しいことを覚えたり、新しい問題に対処する能力であり、記銘力のほか想起力などがある。20〜30歳代をピークに徐々に低下し、60歳以降に比較的急激に低下する。

Let's Try! マップに描いてみよう！

覚えるべきポイント！
・記銘力は流動性知能であり、20〜30歳代をピークに徐々に低下し、60歳以降に比較的急激に低下する。

イラスト化 語呂合わせをしてみる！
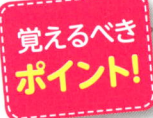
流動性知能の急激な低下 …… 流）想記銘↓
・流動性知能を「流）」で表現し、これに含まれる想起力、記銘力を加えた。
・60歳以上（高齢者）で急激に低下することを「↓」で示した。

マップに描き込む
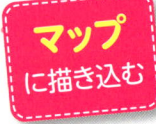
・身体機能に関する事柄なので、マップ上の「身体機能」のラインに展開する。

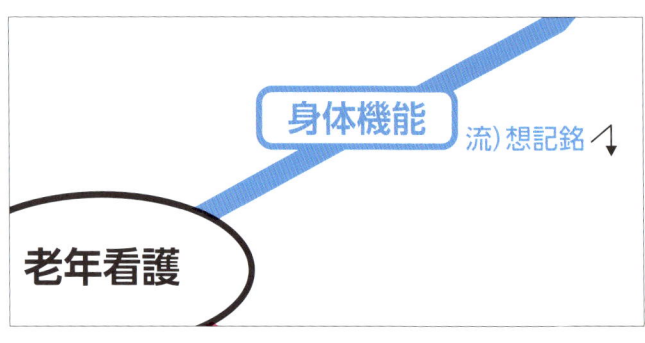

問題	廃用症候群の予防で正しいのはどれか。 ①下肢の牽引　　②関節可動域訓練 ③水分制限　　　④温罨法
正解	②
解説	廃用症候群を予防するには、ベッド上でも、動かすことができる関節は自動・他動運動をして、筋力低下や関節拘縮を予防する必要がある。

Let's Try! マップに描いてみよう！

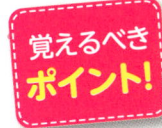

- 廃用症候群とは、寝たきりなどによる運動不足が原因で二次的に生じる様々な身体機能の低下などであり、運動機能だけでなく、心肺機能、消化器、泌尿器、精神面など多岐に渡る器官や系統に問題が生じる。
- 心機能の低下により、浮腫、起立性低血圧がみられる。
- 肺機能の低下により、誤嚥性肺炎や沈下性肺炎になりやすい。
- 消化器機能の低下（蠕動運動の低下）により便秘が起こりやすい。
- 骨粗鬆症が生じたり、進行したりする。

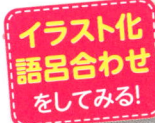

廃用症候群 …… 廃
- 臥床している人体の絵「」で廃用症候群を表現する。

心機能の低下 …… 💖↓
- 心臓をハートの絵「💖」で表現し、低下することを「↓」で示した。

浮腫 …… **ED↑**
- 医療の現場では、浮腫のことをエデーマ（edema）と英語で呼ぶことが多いため、頭2文字で「ED」とした。ただし、EDは勃起不全（erectile dysfunction）の意味でも用いられるので、使い分けが必要。高齢者は浮腫を起こしやすいことを「↑」で示した。

起立性低血圧 …… **起立性低BP**
- 血圧（blood pressure）の略号である「BP」を用いた。看護記録への記載でも、血圧は「BP」と略記されることが多い。

消化管機能の低下による便秘 …… **消化管↓　便秘**
- 機能が低下することを「↓」で示した。

肺機能の低下 …… **肺↓**

誤嚥性肺炎 …… **誤炎**

沈下性肺炎 …… **沈下炎**
骨粗鬆症 …… **骨粗しょ**

・画数も多い「鬆」を「しょ」とすることでインパクトをもたせた。

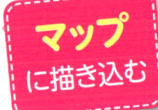

・身体機能に関する事柄なので、「身体機能」のラインに展開する。
・廃用症候群のために二次的に生じてくる疾患や症状は、ラインを枝分かれさせて把握するとよい。

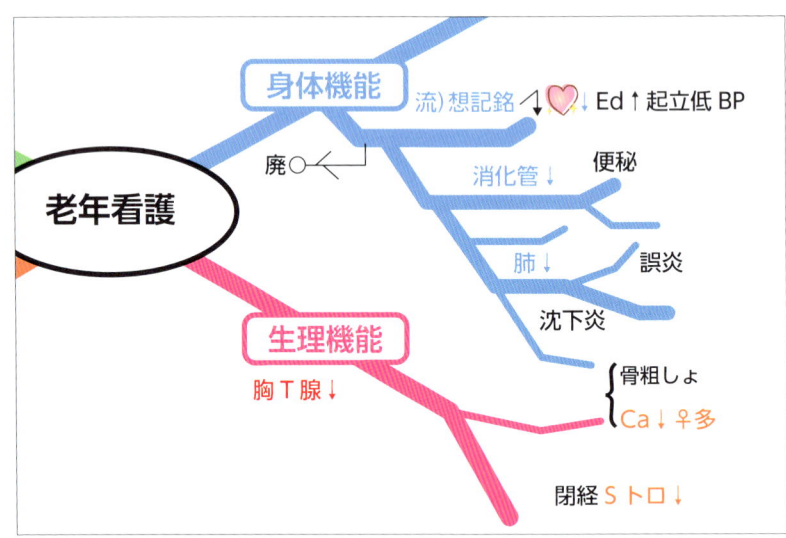

＊骨粗鬆症に関しては、高齢女性でより多くみられる血中カルシウムの低下（Ca↓♀多）、閉経後のエストロゲンの低下（閉経Ｓトロ↓）も要因となりうるので、「生理機能」のラインを伸ばして、２つのラインをつなげて理解するようにした。

第3章 電撃ネットワーク術の実践①

❓ 「社会背景」に関する問題

問題	平成23（2011）年の高齢者世帯数で最も多いのはどれか。 ①単独世帯　　　　　　　　　　　　　　②夫婦のみの世帯 ③夫婦（または片親）と未婚の子供のみの世帯　　④三世代世帯
正解	②
解説	平成23年の夫婦のみの世帯数は約582万世帯。65歳以上の高齢者世帯に占める割合は30.0％と最も多い。日ごろから地域における交流が少ないと、多くの高齢者がどのように生活をしているかをイメージしづらく、間違いやすい問題である。

Let's Try! マップに描いてみよう！

覚えるべきポイント！
・高齢者夫婦のみの世帯数が多い。

イラスト化・語呂合わせをしてみる！

世帯 ……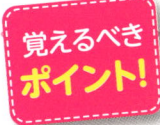
高齢者夫婦 ……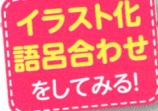
多い …… 多
平成23年 …… H23

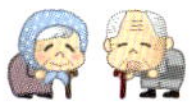

マップに描き込む
・社会背景に関する問題なので、マップ上の「社会背景」のライン上に展開する。

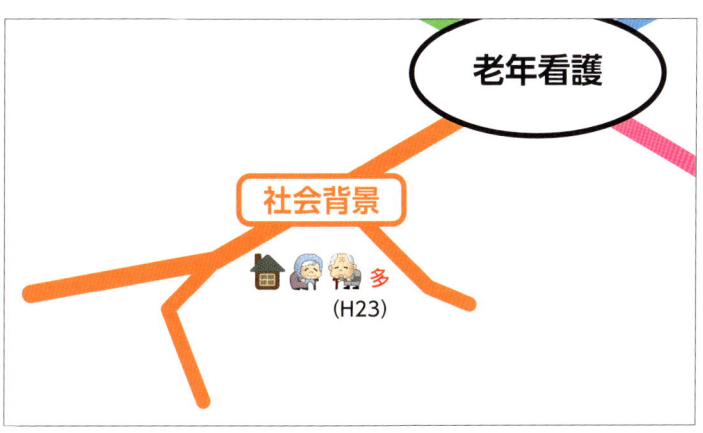

 **問題 5**

問題	平成20年患者調査において、65歳以上の外来受療率で最も多い傷病はどれか。 ①虚血性心疾患　　　　②高血圧性疾患 ③糖尿病　　　　　　　④関節症
正解	②
解説	平成20年患者調査における65歳以上の外来受療率は、高血圧性疾患によるものが1,530（人口10万対）で最も多い。次が脊柱障害で1,125（人口10万対）、3番目は筋骨格系及び結合組織の疾患であった。

Let's Try! マップに描いてみよう！

覚えるべきポイント！
- 65歳以上の外来受診率が最も高いのは高血圧性疾患であり、次いで脊柱障害、筋骨格系及び結合組織の順となっている。

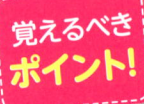 **イラスト化・語呂合わせをしてみる！**

外来受療率 …… **外受**

高血圧性疾患 …… **↑ BP**

- 「高」は「↑」、血圧はBP（blood pressure）で示した。

脊柱障害 …… **脊**

筋骨格系及び結合組織の疾患 …… 🦴

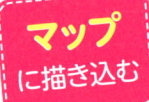 **マップに描き込む**
- 「社会背景」のライン上に新たなラインを設けて展開する。
- それぞれの傷病名に、外来受療率の順位を表記して「外受①↑BP②脊🦴③🦴」と表現した。

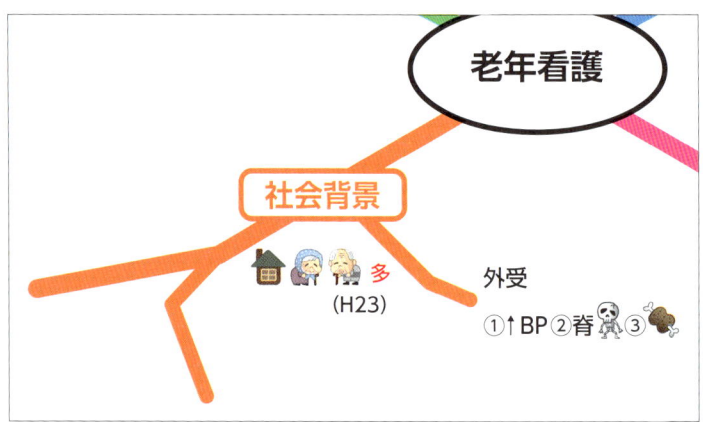

第3章 電撃ネットワーク術の実践①

問題 6

問　題	平成16年の高年齢者就業実態調査の就業理由で最も割合が高いのはどれか。 ①経済上の理由　　　　　　　　②健康上の理由 ③生きがい・社会参加のため　　④頼まれたから、時間に余裕があるから
正　解	①
解　説	経済上の理由は男性79.2％、女性67.6％と大半を占めている。2位の生きがい・社会参加は男性6.5％、女性10.6％となっている。 近年の社会背景を常識的に判断すれば解ける問題ではあるが、高年齢者就業実態調査の結果を学習している学生は少ないと考え、あえて問題として取り上げた。

Let's Try! マップに描いてみよう！

覚えるべきポイント！
・高齢者の就業理由の第一位は経済的理由である。

イラスト化語呂合わせをしてみる！

就業理由 …… **就**

経済的理由 ……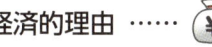

・就業理由・第1位・経済的理由をつなげて「就①💰」と表現した。

マップに描き込む
・「社会背景」のライン上に展開する。高齢者夫婦のみの世帯数とも関連することから、ラインをつなげるとよい。

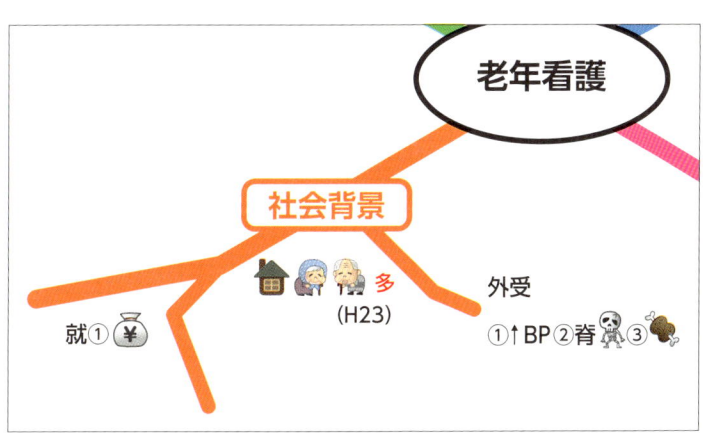

「介護保険」に関する問題

　介護保険は、医療保険と同じく社会保険制度の1つで、保険料と税金でまかなわれています。介護保険の保険者は市町村です。また、地域によっては複数の市町村が共同で保険者となっている広域連合も存在します。被保険者は65歳以上の第1号被保険者と40歳以上65歳未満の第2号被保険者に分けられます。

　介護保険法に基づく居宅支援など、あまりなじみがない領域でもあり、学生たちからは「イメージしにくい」「さまざまな施設があって覚えにくい」という声を多く耳にします。そうした領域だからこそ、創造的な電撃ネットワーク術は効果的です。独自のスタイルで描き方を工夫して、楽しみながらマップを作成していけば記憶しやすいと思います。引き続き、過去問題を解きながら、マップを描いていってみましょう。

問題7

問　題	法律の成立について正しいのはどれか？ ① 1950年に老人福祉法が成立した。 ② 1970年に老人保健法が成立した。 ③ 1990年に老人保健法から高齢者の医療の確保に関する法律に改正された。 ④ 2000年に公的介護保険制度がスタートした。
正　解	④
解　説	法制度に関する問題。介護保険制度成立までの流れを理解するために、高齢者の福祉および保険に関連する主な法律と、その制定年を覚えておくようにしたい。

Let's Try! マップに描いてみよう！

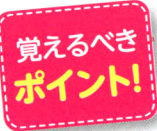**覚えるべきポイント！**

- 老人福祉法が成立したのは1963年
- 老人保健法が成立したのは1982年
- 公的介護保険制度がスタートしたのは2000年
- 老人保健法が高齢者の医療の確保に関する法律（高齢者医療確保法）に改正されたのは2008年

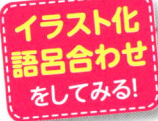**イラスト化語呂合わせをしてみる！**

老人福祉法 …… 63

- 「福」を「服」と変換してイラスト化し、制定された年号「63」を添える。

老人保健法 ……

- 「保健」から「病院」がイメージできたのでイラスト化し、制定された年号「82」を添える。数字が並びすぎて覚えにくかったので、「🐝🐝」(蜂＝8が2匹で「82」の語呂合わせ)を表記した。

介護保険 …… 🐚 **2千**

- 「介護」を「貝」と変換してイラスト化し、制定された年号を「2千」と表記した。

高齢者医療確保法 …… 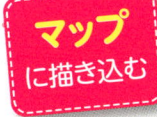 **確 08**

- 「高齢者」を 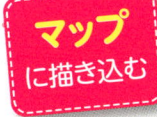 とイラスト化し、確保法を「確」として改正された年号「08」を添える。

 ・介護保険に関する主な法律とその制定年度を「介護保険」のラインに描き込む。

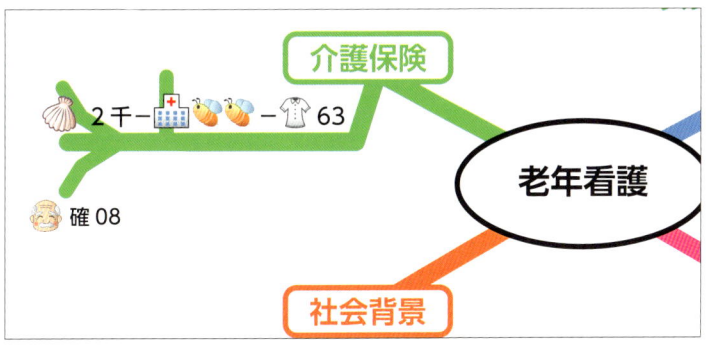

問題8		
	問題	看護記録の保存を定めている法律はどれか。 ①医療法　　　　　　　②保健師助産師看護師法 ③個人情報保護法　　　④医師法
	正解	①
	解説	①医療法は、利用者の選択や情報提供など医療提供の理念を定めるとともに、医療を行う場所である病院・診療所および助産所に関する事項を定めた法律である。看護記録については、医療法ならびに同法施行規則に定められており、看護記録は2年間の保存義務がある。 ②保健師助産師看護師法では、助産録の5年間の保存義務が明記されている。 ③個人情報保護法は、個人情報の適正な取り扱いに関して定められた法律である。病院や診療所などの医療機関も個人情報を取り扱う事業者に含まれる。 ④医師法は、医師の任務、免許、業務などに関して定めた法律である。診療録（カルテ）については医師法で5年間の保存義務が明記されている。 ちなみに介護保険では、厚生省令に「入所者に対するサービスの提供に関する諸記録を整備し、その完結の日から2年間保存しなければならない」となっている。

Let's Try! マップに描いてみよう！

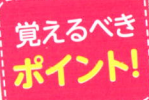**覚えるべきポイント！**
- 看護記録は 2 年間の保存義務がある（医療法）。
- 介護サービスの提供に関する諸記録は 2 年間保存しなければならない。

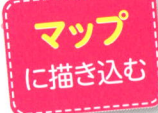**イラスト化 語呂合わせをしてみる!**
看護記録を 2 年間保存 …… **看記 2 年**

記録を 2 年間保存 …… **記 2 年**

- 看護記録と介護サービスに関する記録を区別するために「看」を色文字にして印象づける。

**マップに描き込む**
- 「介護保険」のラインに展開した法制度と関連づけるよう、サブラインにして描き込むと、よりわかりやすく、覚えやすい。

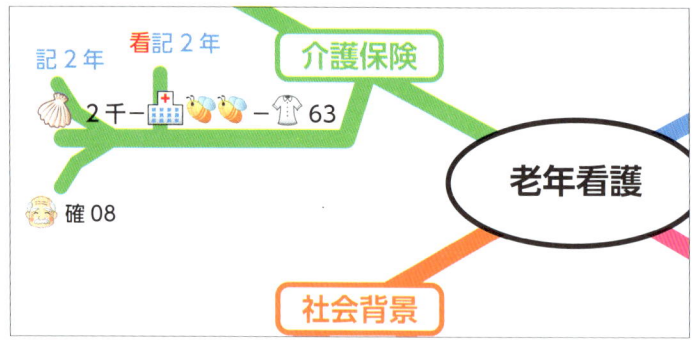

問題 9

問題
次のうち、**誤っている**組合せはどれか。
① 介護老人保健施設 － 介護保険が適応され、機能訓練や介護を受ける施設
② 介護療養型医療施設 － 医療保険が適応され、医療サービスを受ける施設
③ 介護老人福祉施設 － 在宅の生活が困難で、生活全般の介助を受ける施設
④ 有料老人ホーム － 高齢者が入所し、日常生活に必要な便宜を受ける施設

正解 ②

解説
介護老人福祉施設、介護老人保健施設、介護療養型医療施設は介護保険施設であり、いずれも介護保険が適応される。したがって、要介護認定を受けた人以外は利用できない。
病院やクリニック、介護施設での勤務経験がある看護学生でも、他の施設がうまくイメージできないという声がよく聞かれる。経験のない学生にとって、施設区分は苦手な分野なので、主な施設について理解しておくようにしたい。

第3章 電撃ネットワーク術の実践①

Let's Try! マップに描いてみよう！

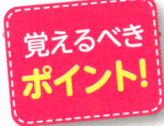
覚えるべきポイント！

- 介護老人保健施設は、機能訓練や介護を受ける施設（根拠法は介護保険法）
- 介護療養型医療施設は、医療サービスを受ける施設（根拠法は介護保険法）
- 介護老人福祉施設は、在宅の生活が困難で、生活全般の介助を受ける施設（根拠法は介護保険法）
- 有料老人ホームは、高齢者が入所し、日常生活に必要な便宜を受ける施設。介護保険法では特定施設入居者生活介護として定められている。

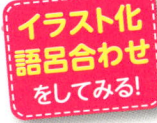
イラスト化・語呂合わせをしてみる！

介護老人保健施設 …… **老健** 🌲 🐚
- 機能訓練や介護を受ける施設であることから、通称の「老健」に、「機能（きのう）」を木の絵「🌲」、「介護（かいご）」を貝の絵「🐚」で表現した。

介護療養型医療施設 …… **療養** 💉
- 医療サービスを受ける施設で、病状が安定した長期療養患者の入所施設であることから、「療養」と「💉」で表現した。

介護老人福祉施設 …… **老福** 🐚 30人↑
- 在宅での生活が困難で、生活全般の介助を受ける施設であり、老人福祉であることから「老福」と強調した。また、入所定員が30人以上で、介助を受ける施設であることを覚えられるように「🐚」と「30人↑」を加え「老福 🐚 30人↑」と表現した。

有料老人ホーム …… **有料**
- 上記3つの介護保険施設とは異なり、高齢者が日常生活に必要な便宜を受ける**居宅サービス**であることから、「有料」のみを用いた簡略表現とした。

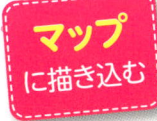
マップに描き込む

- 「介護保険」のライン上に「施設」関連のサブラインを展開する。

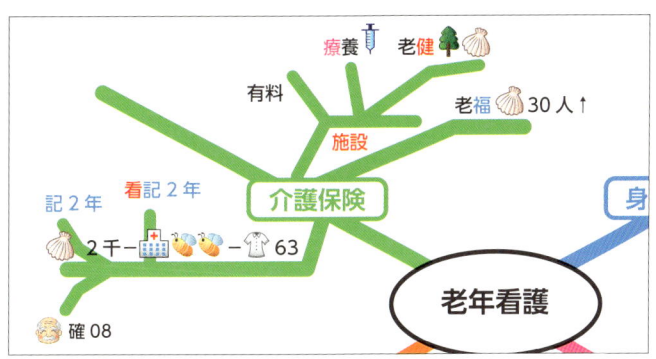

- さらに、グループホームを加えてみる。

　正式名称は「認知症対応型共同生活介護」であり、入所条件として「認知症であること」「要介護度1〜5であること」が定められている。そこで、通称の「グルホ」に加えて、認知症をイメージさせるイラスト「👵？」、さらに「要介護1〜5」を加える。

　グループホームは介護保険の地域密着型サービスの一つとして定められていることから、別のサブライン上に描き込むと他の施設と区別化できてよい。

　また、「身体機能」のライン上に展開した認知症と関連づけるため、ラインを鎖のように連結させて覚えると、より深みのあるネットワークになる。

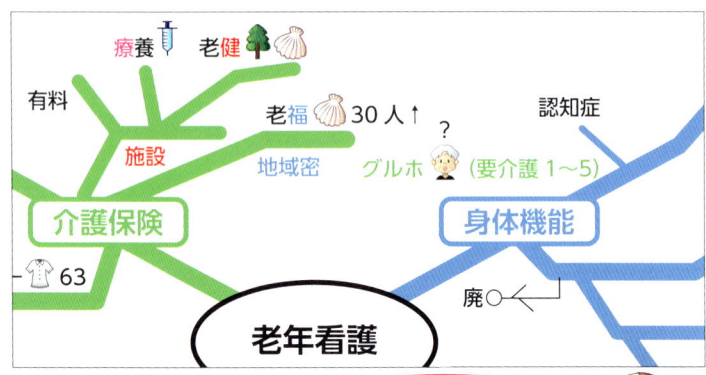

連想してイメージをふくらませることが大切だよ

コラム③　語呂を使ってみよう！

　電撃ネットワーク術に取り組んだ学生の一部から、「私はイラストよりも文字のほうが覚えやすい」、「絵心がないので取り組みにくい」といった相談をよく受けます。しかし電撃ネットワーク術で重要なのは、覚えるべき事柄を記憶しやすく、そしてすぐに思い出せるよう回想を促すための工夫です。絵はそのための手段の1つであり、必ずしも絵にこだわる必要はありません。

　ここまで説明してきたマップの描き方のなかで、「記銘力は、流動性知能である。流動性知能は、20〜30歳代をピークに徐々に低下し、60歳以降には、比較的急激に低下する」ことを覚えるために、「流）想記銘↓」という表現を用いました（p.20）。しかし、これでも覚えづらいと感じる学生には、語呂（ゴロ）を使ってみることを勧めます。

　たとえば、「老人知って　そう　きめた」。

「老人知って＝老人の知的能力で低下しやすいもの：流動性知能」

「そう＝想起力：一度記憶（記銘）した情報を思い出す能力」

「きめた＝記銘力：新しく体験したことをとどめておく能力」

　こうした語呂合わせを、マップのライン上に適宜書き加えていけばよいのです。

　多数の出版社から、看護学生のための語呂合わせに関する書籍が出版されています。それらを参考に、自分なりの語呂をアレンジすれば、より強く印象に残り、しっかり記憶できます。

医学評論社からは『みんなのゴロ』（1,575円）が発売中

第 3 章　電撃ネットワーク術の実践①

「老年看護」電撃ネットワーク術　完成！

　老年看護に関する 9 つの過去問題を解きながら完成したのが以下の図です。
　これは、あくまでも参考として描いたものです。電撃ネットワーク術に正解はありません。各人がもっともイメージしやすく、記憶し（インプット）、思い出す（アウトプット）ことができる、それが最良の電撃ネットワーク術です。

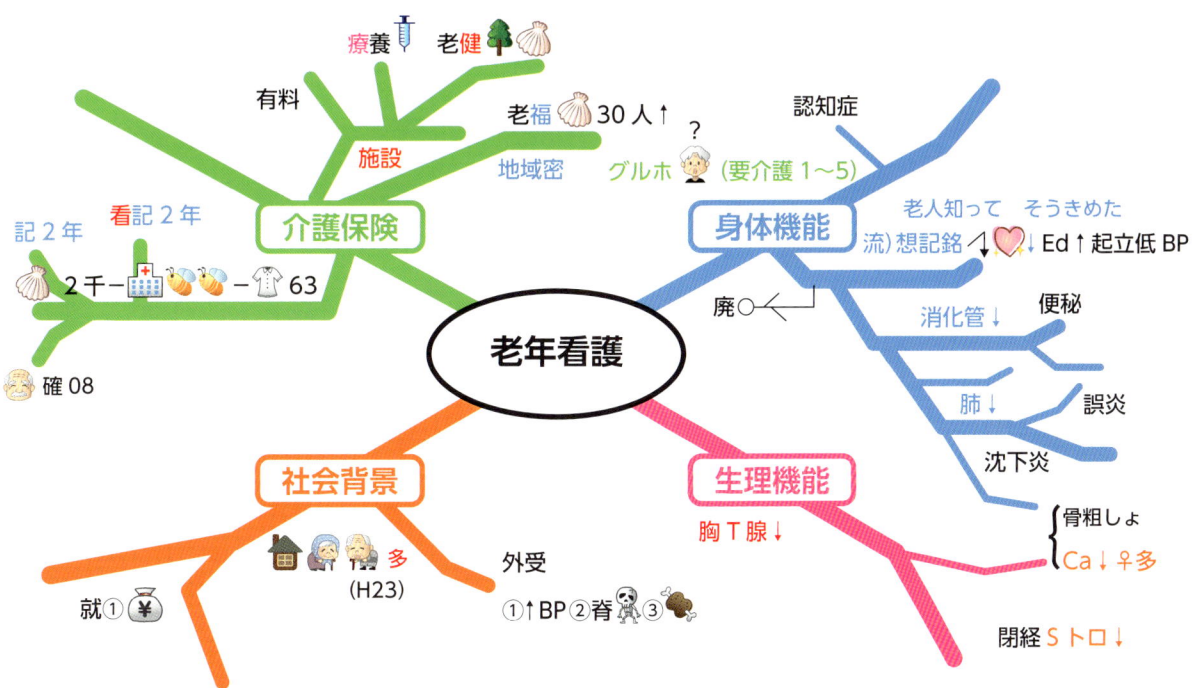

「老年看護」練習マップ

前ページの完成図や下記の表を参照しながら、色鉛筆などを使って記入してみましょう。

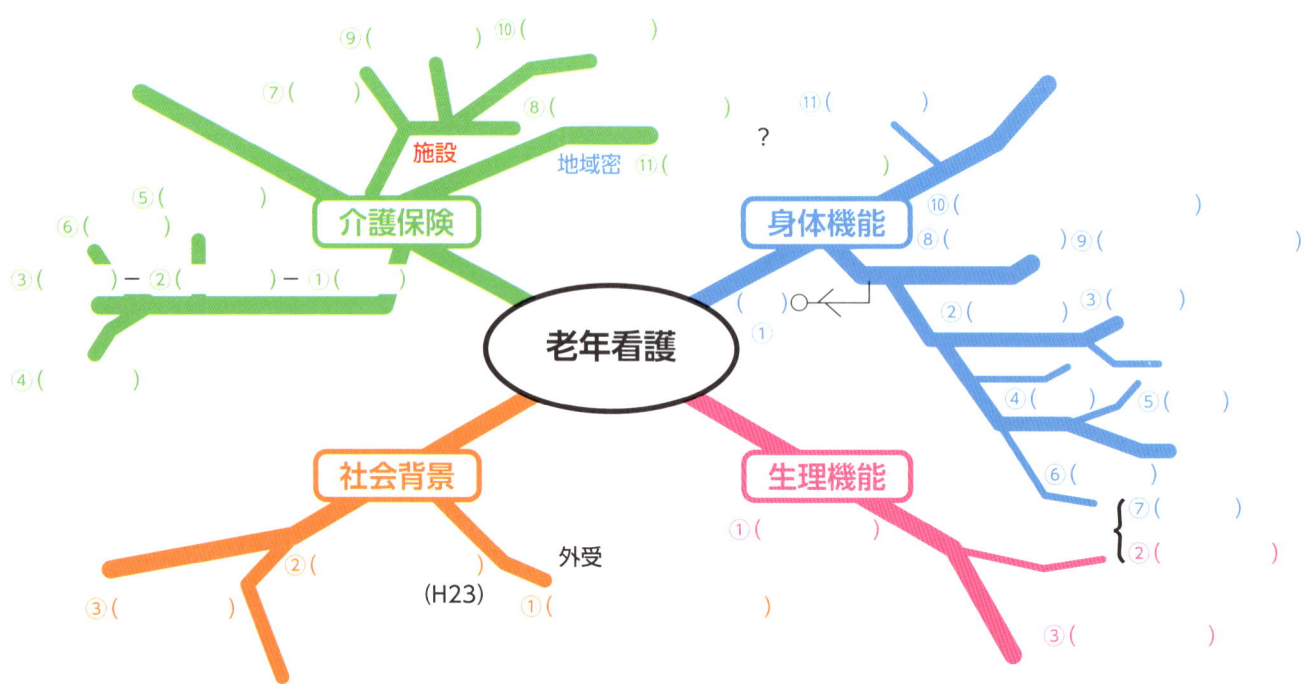

これはあくまでも参考のための例だよ。イメージをふくらませて自分なりの工夫をしてみよう!

身体機能	
①廃	廃用症候群
②消化管↓	消化管機能の低下（蠕動運動の低下）
③便秘	消化管機能の低下により便秘が生じやすい。
④肺↓	肺機能の低下により誤嚥性肺炎や沈下性肺炎になりやすい。
⑤誤炎	誤嚥性肺炎
⑥沈下炎	沈下性肺炎
⑦骨粗しょ	骨粗鬆症

⑧流）想記銘 ↗		流動性知能（想起力、記銘力など）は60歳以降に比較的急激に低下する。
⑨ ♡↓Ed↑起立低BP		心肺機能の低下により、浮腫、起立性低血圧、息切れが生じやすい。
⑩老人知って　そうきめた		老人の知的能力で低下しやすいのは想起力と記銘力
⑪認知症		

生理機能

①胸T腺↓	T細胞は胸腺で産生される。胸腺は20歳で約30g、80歳で約3gに退縮する。
②Ca↓♀多	カルシウム（Ca）の低下は女性で多くみられる。
③閉経Sトロ↓	女性は閉経後にエストロゲンというホルモンが減少する。

社会背景

①①↑BP ②脊💀 ③🦴	65歳以上の外来受療率の第1位は高血圧、次いで脊柱障害、筋骨格系及び結合組織の疾患（平成20年の患者調査）
② 🏠👵👴 多	65歳以上の高齢者世帯に占める割合が最も多いのは夫婦のみの世帯（平成23年）
③就①💰	高齢者の就業理由として最も多いのは経済的な理由である（平成16年高年齢者就業実態調査）。

介護保険

①👕63	1963年に老人福祉法が成立した。
②🏥🐝🐝	1982年に老人保健法が成立した。
③🐚2千	2000年に公的介護保険制度がスタートした。
④👴確08	2008年に老人保健法が高齢者の医療の確保に関する法律（高齢者医療確保法）に改正された。
⑤看記2年	看護記録は2年間の保存義務がある。
⑥記2年	介護保険では入所者に対するサービスの提供に関する諸記録を整備し、その完結の日から2年間保存しなければならない。
⑦有料	有料老人ホーム
⑧老福🐚30人↑	介護老人福祉施設（生活全般の介護を受ける施設で、入所定員30人以上）
⑨療養💉	介護療養型医療施設
⑩老健🌳🐚	介護老人保健施設
⑪グルホ👵（要介護1〜5）	グループホーム（認知症対応型共同生活介護；認知症で要介護度1〜5と認定されている人が対象）

第4章 〔事例検討会〕看護学生たちの電撃ネットワーク術

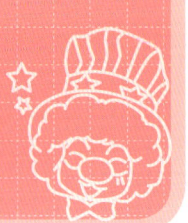

　第3章で紹介した「老年看護の電撃ネットワーク術」を、看護学生たちに実際に作成してもらいました。効果的に描けた事例がある一方、もうひと工夫したらもっとよくなると思われる事例もありました。
　本章では、いくつかの具体的な事例を紹介しながら、より効果的な電撃ネットワーク術を検討してみたいと思います。

よくできました! 効果的な電撃ネットワーク術の事例

Aさんの電撃ネットワーク術

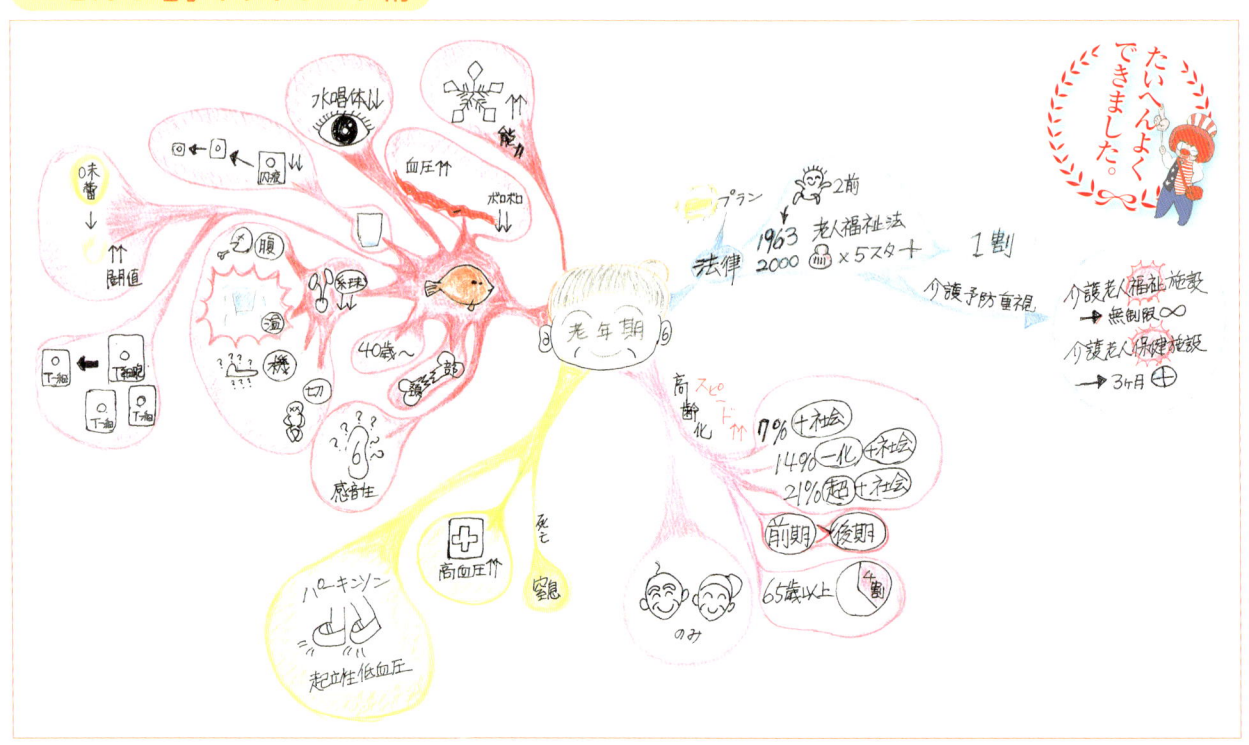

　過去問題を解き、わからなかった問題、間違った問題が上手にマップに描かれています。
　これまでAさんは、要点を箇条書きにして整然とノートにまとめていたが、電撃ネットワー

第4章〔事例検討会〕看護学生たちの電撃ネットワーク術

ク術を作成してもらったところ、予想以上に絵がふんだんに盛り込まれたマップができあがりました。一見すると意味のわからない絵も見受けられますが、これは電撃ネットワーク術の重要なポイントの1つ「強調」であり、Aさんの記憶に鮮明に残り、思い出そうとすればいつでもくっきりと浮かんでくることでしょう。もっとたくさん色を使うと、より効果的なものになります。

　Aさんは40歳代。過去問題に取り組みはじめたころは、クラスで平均点レベルの成績でしたが、最終的にはクラスでトップになっていました。文字情報をたくさん詰め込むのは大変です。絵にすることを楽しみながら、効果が得られた事例です。Aさんからは「他の授業のテストでも役立っています」という感想が寄せられています。

Bさんの電撃ネットワーク術

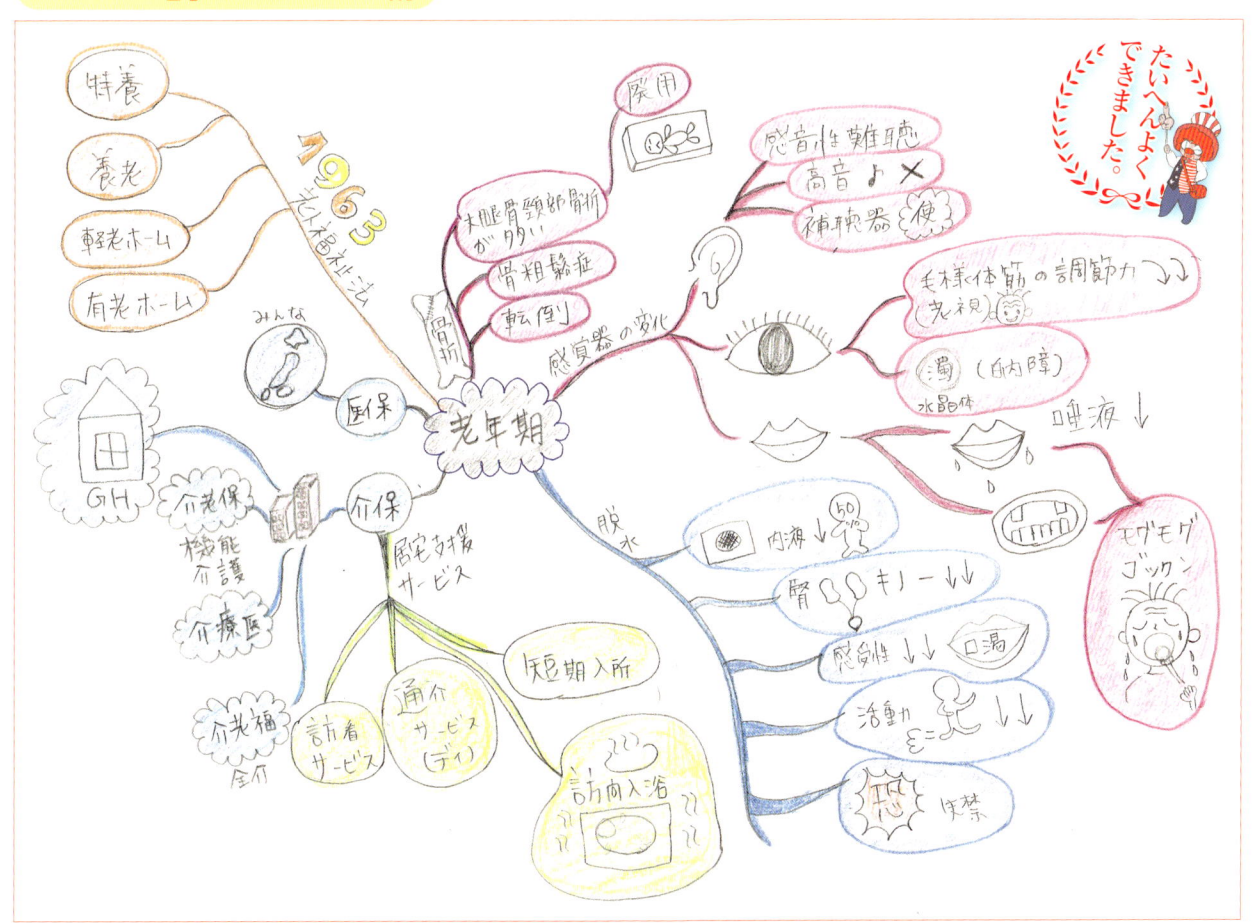

　Bさんの電撃ネットワーク術も、Aさん同様、絵がたくさん描かれています。
　Bさんは当初からトップクラスの成績でしたが、電撃ネットワーク術に取り組むことでさらに成績がアップし、常に上位をキープしていました。あえて改善点を指摘するとすれば、色を効果的に使うこと。たとえばオレンジや赤なら暖かさを、青なら冷たさや水というように、色のもつ

イメージをうまく利用すれば、より想起しやすい電撃ネットワーク術になるでしょう。

Cさんの電撃ネットワーク術

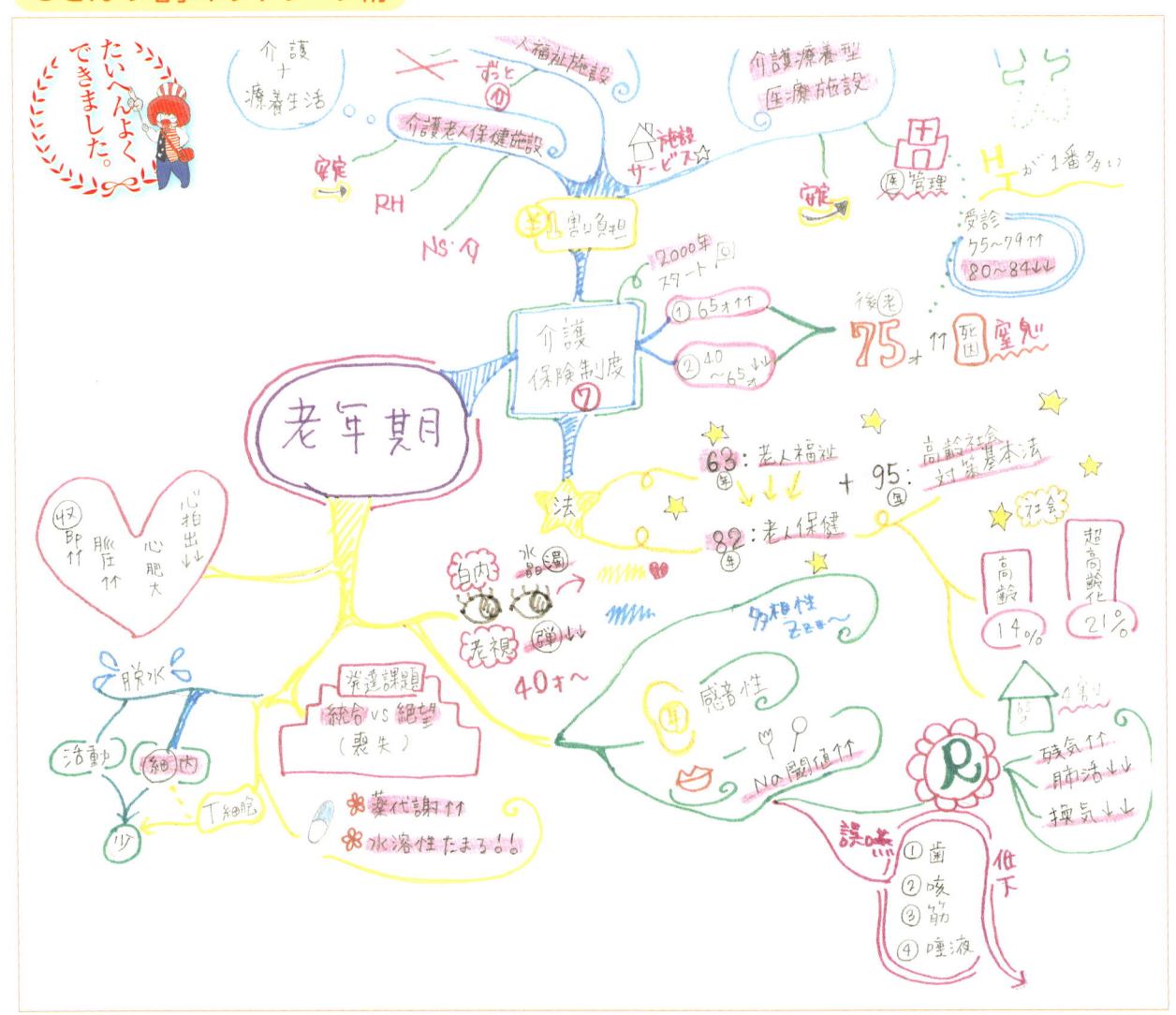

　色彩が豊かで、誰が見ても楽しいと感じるのではないでしょうか。
　中央に描かれた眼は、眼の疾患を自分なりのイメージで表現しているのだと思われます。眼の疾患を表現する場合、眼球が正面に向いた絵を描く学生が多いのですが、Cさんの絵には遊び心も加えられており、感性が豊かなのだと感じます。
　強調したい数字は大きく、縁取りをして描かれています。また、社会背景のラインと身体機能のラインが先端で関連づけられています。鎖のように連結させて関連性を覚えるには、連想してイメージを膨らませることが大切です。知識をばらばらではなく、強調し、結びつけて覚えてい

第4章〔事例検討会〕看護学生たちの電撃ネットワーク術

くのが、電撃ネットワーク術のよいところです。ラインの色がうまく書き分けられれば、より効果的なものになるでしょう。

Cさんは当初、クラスの平均点以下の成績でしたが、最終的にはクラスでトップになっていました。

Dさんの電撃ネットワーク術

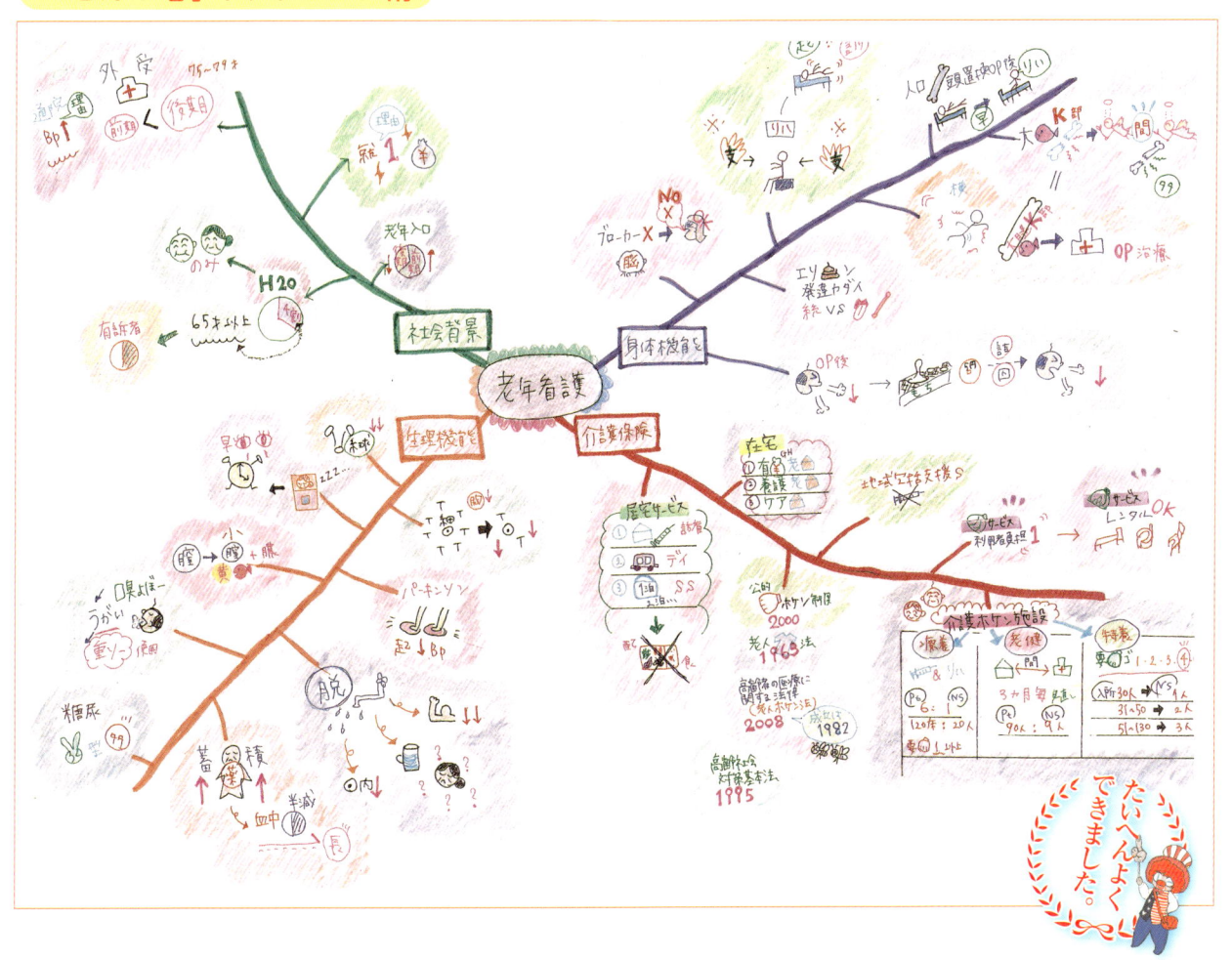

Dさんは、30代の女性。ひとりで2人の子育てをしながら老人施設で准看護師として勤務し正看護師を目指しています。

老年看護学の最初のテストでは、クラスの平均値でしたがこの勉強法と先輩のマップを参考にして子育て、仕事、学業をがんばり老年看護では、クラスの上位の成績になりました。

こうすればもっとよくなる！ 電撃ネットワーク術の修正事例

Eさんのネットワーク術

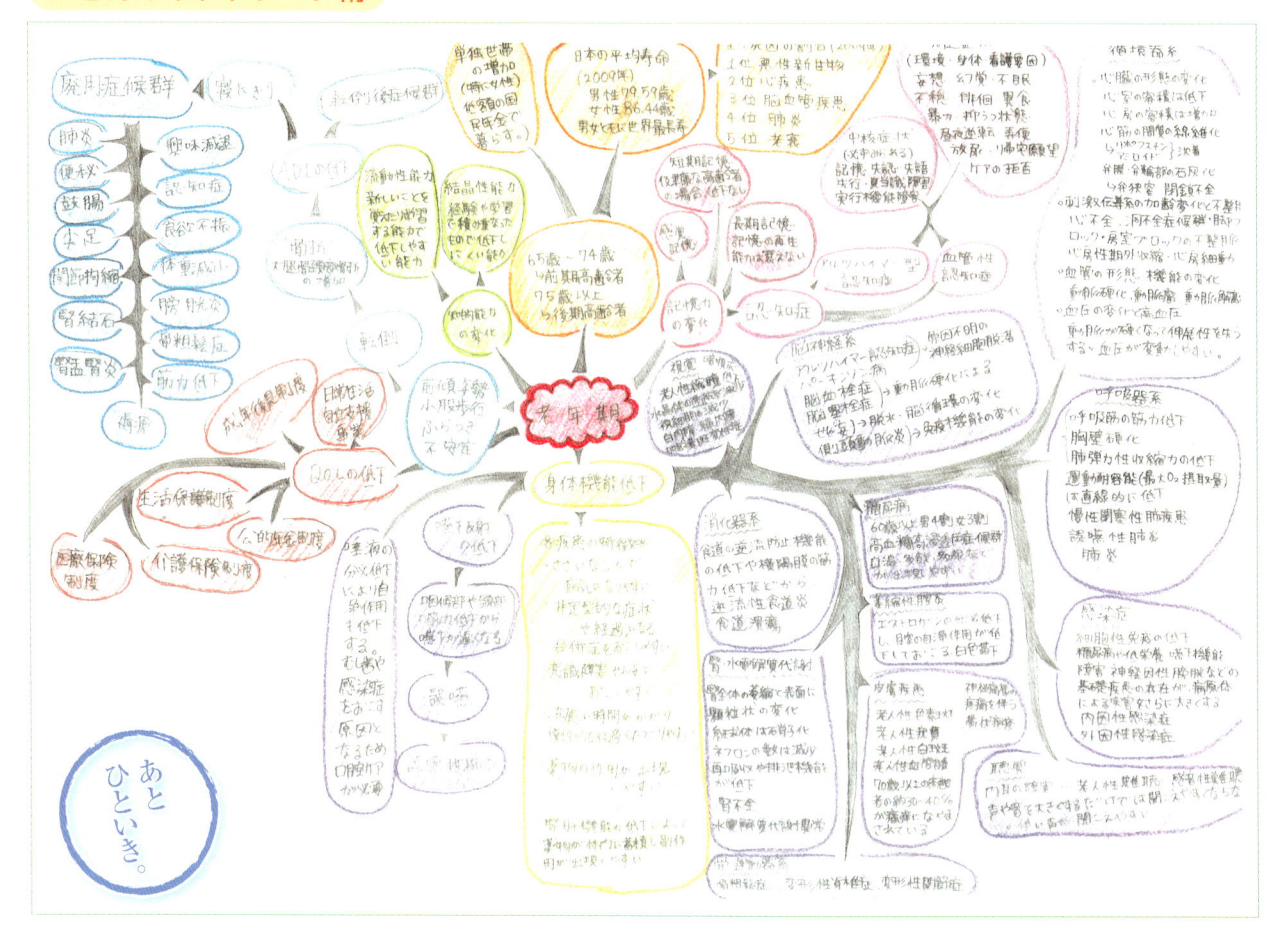

　身体機能、社会背景、記憶、知的など、項目ごとにラインの色分けこそされていますが、文字数がかなり多く、全体が文字で埋め尽くされています。これだけの文字を書くだけでも、かなりの時間を費やしたことでしょう。しかし、自分の調べた内容を箇条書きにして島分けしたにすぎず、記憶に残る電撃ネットワーク術が十分に活用されているとは言えません。重要な部分はどこなのか、ラインで結ばれた用語と文章の間にはどのような関連があるのか、頭の中に記憶を促す手がかりが残りにくいのです。

　そこで、特に不足していると感じた以下の点について助言をして、再度作成してもらいました。
①独自のスタイルで：ラインの強調の仕方、イメージの描き方など、自分のスタイルを発見する。
②創造的に：記憶を促すようにユーモラスなイメージを使う。
③楽しむ。

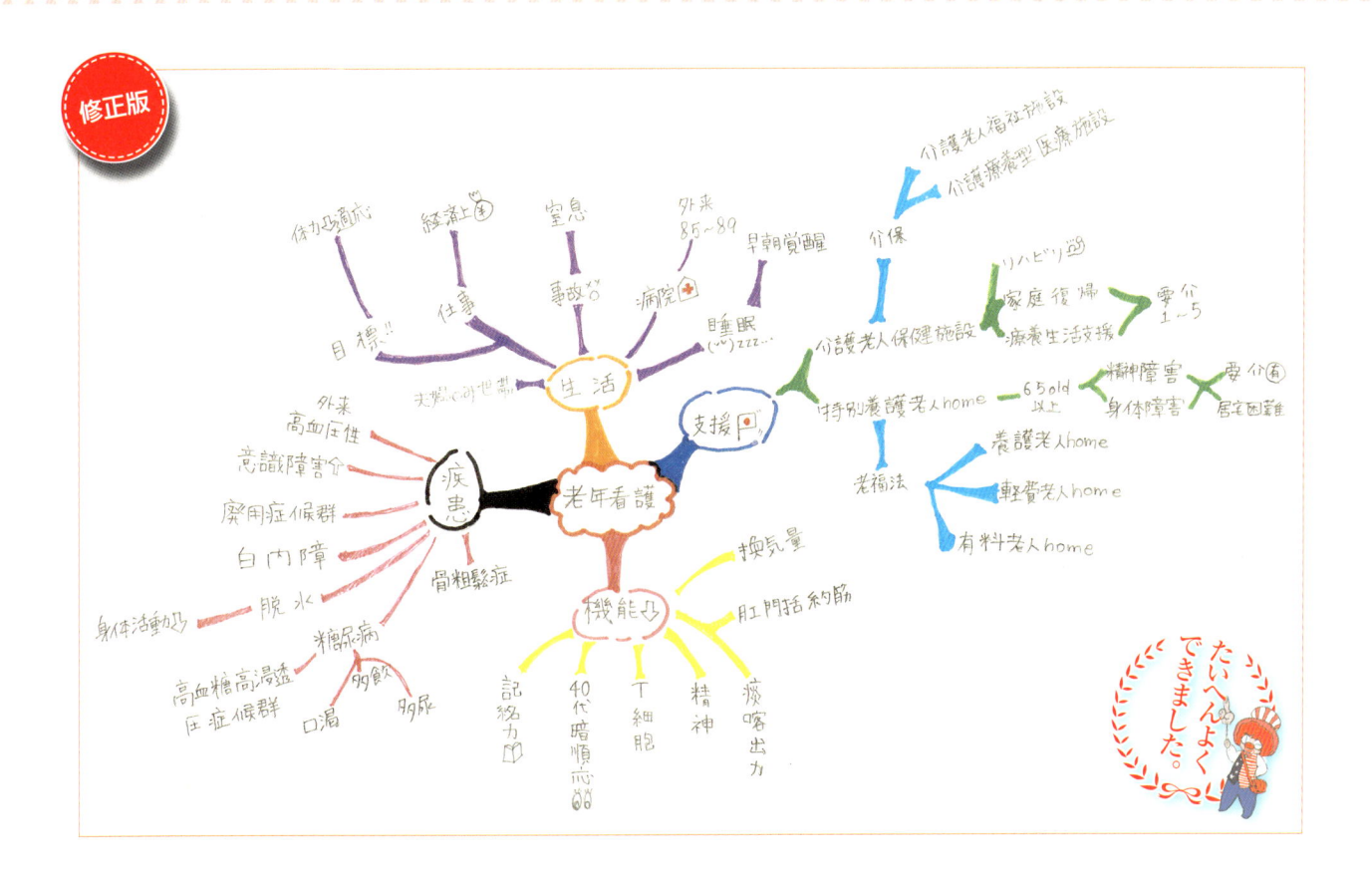

第4章〔事例検討会〕看護学生たちの電撃ネットワーク術

最初に描いたものよりかなり文字数が減少し、単語で表現していることがわかります。また、ラインが効果的に色分けされ、各々の関連性が明確に示されています。

もう少し絵を用いるとよいと思いますが、Eさんの感想にもあるように、必要な情報を選び取り、単語で簡潔に表現し、色分けされたことで、頭の中は整理されたようです。もちろん、成績もアップしました。

Eさんの感想
「描くのは苦手だけど、頭に入ってきやすい勉強方法だと思えた」

Fさんの電撃ネットワーク術

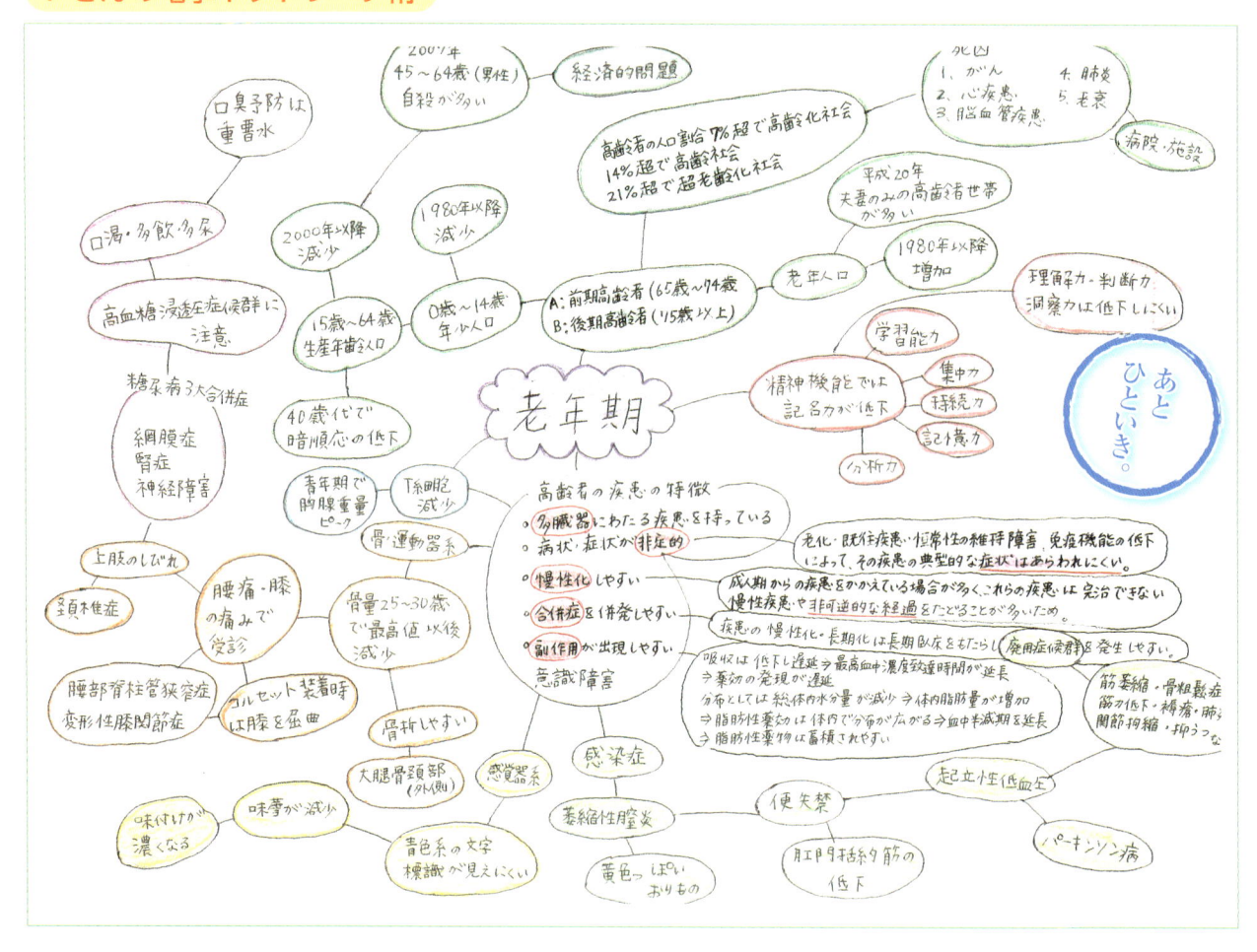

この電撃ネットワーク術、何かに似ていると思いませんか。そう、アセスメント情報から患者さんの全体像を把握して看護診断を導き出すための「病態関連図」に似ているのです。

Fさんが電撃ネットワーク術を作成するのは初めてのことでしたが、ちょうど同じ時期に病態関連図の作成にも取り組みはじめたところだったのです。

そこで、病態関連図と電撃ネットワーク術との違いとして、以下のような説明をしました。

● 病態関連図は、患者様の全体像を知り、今後起こりうる問題の援助方法などを考えるための情報収集および情報整理である。

● 電撃ネットワーク術は、幅広く「思考、情報、アイデアをコンパクトにまとめてノートを取る方法」である。

さらに、Eさんの時と同様、以下のような助言をし、再度作成してもらいました。

①独自のスタイルで：ラインの強調の仕方、イメージの描き方など、自分のスタイルを発見する。
②創造的に：記憶を促すようにユーモラスなイメージを使う。

第 4 章 〔事例検討会〕 看護学生たちの電撃ネットワーク術

③楽しむ。

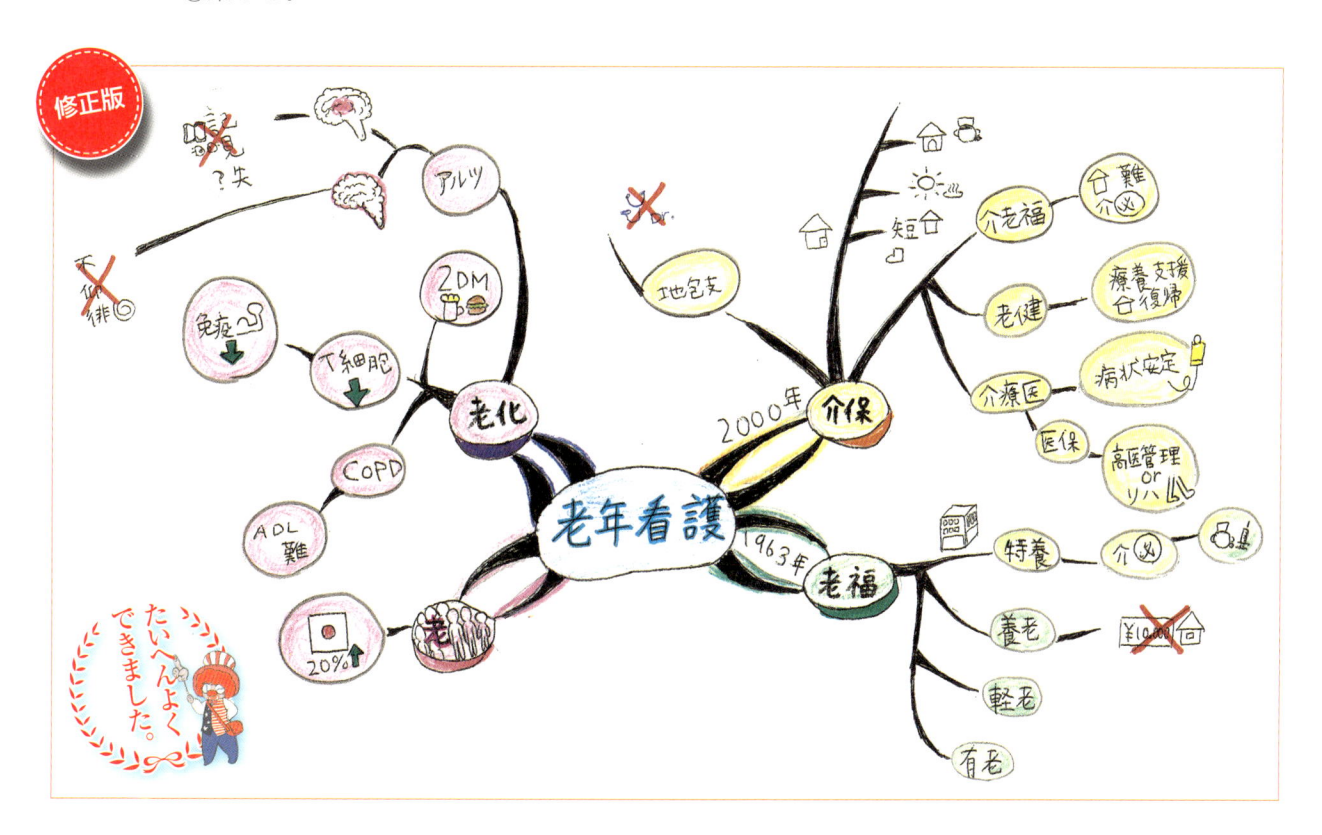

修正版

（マインドマップ：老年看護を中心とした図）

　Fさんの場合、病態関連図の作成と混同していたため、効果的な電撃ネットワーク術が描けずにいましたが、もともと関連づけはできていたので、「楽しんで描く」ことを助言すれば、彼女の中に変化が起こるだろうと感じていました。Fさんの成績は、クラスの平均点レベルから、最終的にはベスト3に入るまでレベルアップしました。

　修正版では、重要項目が立体的に描かれていたり、漫画的な要素も取り入れられていて、楽しい電撃ネットワーク術になっています。電撃ネットワーク術に限らず、色と絵は、脳裏により強く焼きつくのです。重要な文章にマーカーで色づけするのもそのためであり、そこに絵をつけ加えるとより効果的です。そして何よりも「楽しいこと」が大切なのです。

Fさんの感想
「学んだことを頭の中に入れるコツを教えてもらったので、これから先活用していきたい」

感想文

老年看護学概論の講義をうけた感想を以下に書いてください

老年看護はなかなか覚えられなくてすぐに忘れてしまうし苦手だった。しかし中野先生が講義してくれてから勉強方法や軍隊経験したことなど、教えてくれて自信がついた。また、国試の問題を生に進めてくれて、同時に学校で購入した国試の問題集をみると、同じ問題も多く、授業進行と共に学習できて、すごくよかった。
私は8才と6才の娘を持つシンママで、毎日、一日一日が忙しくヘトヘトです。勉強したいのに体がついていかなかったり、子供が寝なかったりに思うように勉強できない自分がおごく憎いです。だから、先生の指導法で、時短したような学習の仕方で、すごく楽でした。先生に会える日毎回、楽しみでした。先生お疲れ様です。甘いもの食べて、リラックスできる時間作ってください。今日は私の誕生日です。
32才ですこと

＊本日の講義感想をなんでもよいのでこの下に書いて下さい

記憶マップに書いた自分の絵をどうやって覚えようかと思っていたら覚えなくても頭に入っていたので驚きました。テストをやってみた。あれ？と思う問題があったのでマップに付け加えようと思います
ありがとうございました。

第5章 電撃ネットワーク術の実践❷

　第3章「電撃ネットワーク術実践①」では、「老年看護」を例にマップの描き方を説明しました。過去問題を解くことで自分が覚えるべきポイントを洗い出し、それを記憶に残るようイラストや語呂合わせなどを用いて関連する項目ごとにマップに描き込んでいく——電撃ネットワーク術の基本的な考え方は理解いただけたのではないかと思います。

　本章では、「小児看護」「母性看護」「在宅看護」「精神看護」を取り上げます。

「小児看護」の電撃ネットワーク術

　子どもと身近に接する機会が少ない学生にとって、小児の成長・発達過程などは具体的にイメージするのが難しく、なかなか興味もわかないものです。そのため、やみくもに独自の勉強をしてもうまく覚えられず、テストでもよい成績が得られないようです。逆に、自分の子どもがいるなど、子どもと接する機会の多い環境にある学生にとっては、興味もわき、楽しみながら勉強できるようです。

　小児看護では、以下のような項目に分けて展開していきます。

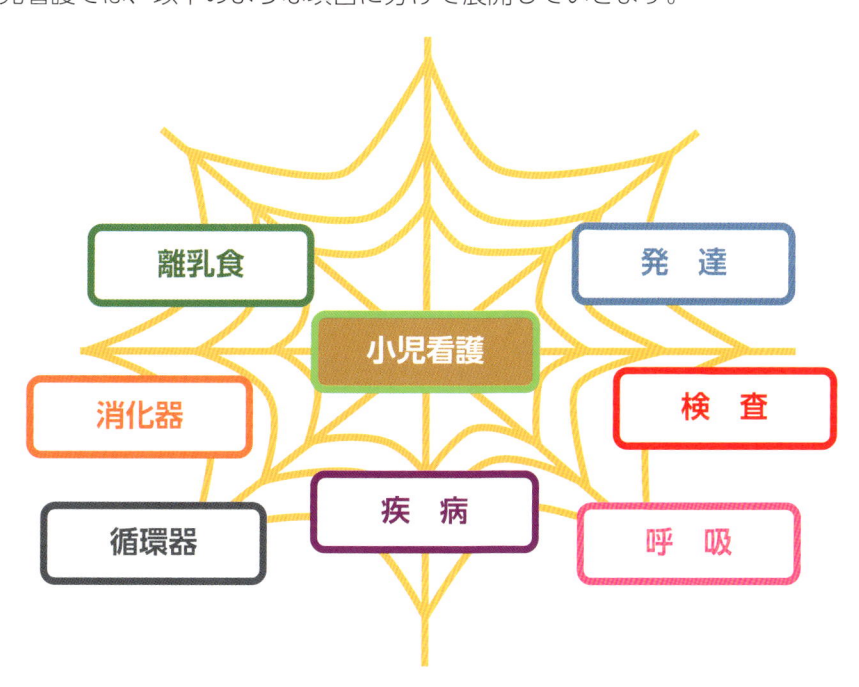

中心：小児看護
項目：離乳食／発達／消化器／検査／循環器／疾病／呼吸

?? 「発達」に関する問題

問題1

問　題	2歳児ができるのはどれか。 ①二語文をはなす　　　　②ボタンをかける ③ジャンケンをする　　　④スキップをする
正　解	①
解　説	2歳から「ワンワン来た」「ブーブーちょうだい」といった二語文や、それ以上の多語文が話せるようになる。健康な小児の発達過程の特徴について理解しておきたい。

Let's Try! マップに描いてみよう！

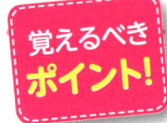

覚えるべきポイント！

- 小児の発達過程
  - 3～4か月で首がすわる、喃語（なんご）が始まる
  - 5～6か月で寝返り
  - 7～8か月でお座り
  - 8～9か月でハイハイ
  - 10か月でつかまり立ち
  - 1歳でひとり立ち
  - 1歳2か月でひとり歩き
  - 2歳で2語文、走る
  - 3歳で一人遊び、名前が言えるようになる

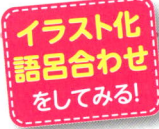

イラスト化・語呂合わせをしてみる！

3～4か月で首がすわる、喃語が始まる …… **みよ首！　語**
- 3～4＝みよ。喃語＝南瓜（なんきん＝かぼちゃ）→かぼちゃの絵「」で表現

5～6か月で寝返り …… **寝返り**
- 5～6＝ゴロゴロ→だるまの絵「」で表現

7～8か月でお座り …… **那覇で座る**
- 7～8＝ナハ

8～9か月でハイハイ …… **やぁ急にハイハイ**
- 8～9＝やあ急に

10か月でつかまり立ち …… **10捕**

第5章 電撃ネットワーク術の実践②

- 1歳でひとり立ち …… 1 🐲
- 立つ→辰の絵「🐲」で表現
- 1歳2か月でひとり歩き …… **1、2で** 🚶
- ひとり歩きを絵「🚶」で表現
- 2歳で2語文、走る …… **2才2語** 🏃
- 走る→「🏃」で表現
- 3歳で一人遊び、名前が言えるようになる …… **3 遊 名言う**
- 遊び、名前をそれぞれ一文字「**遊**」、「名」で表現

マップに描き込む

- 「発達」のラインに展開する。

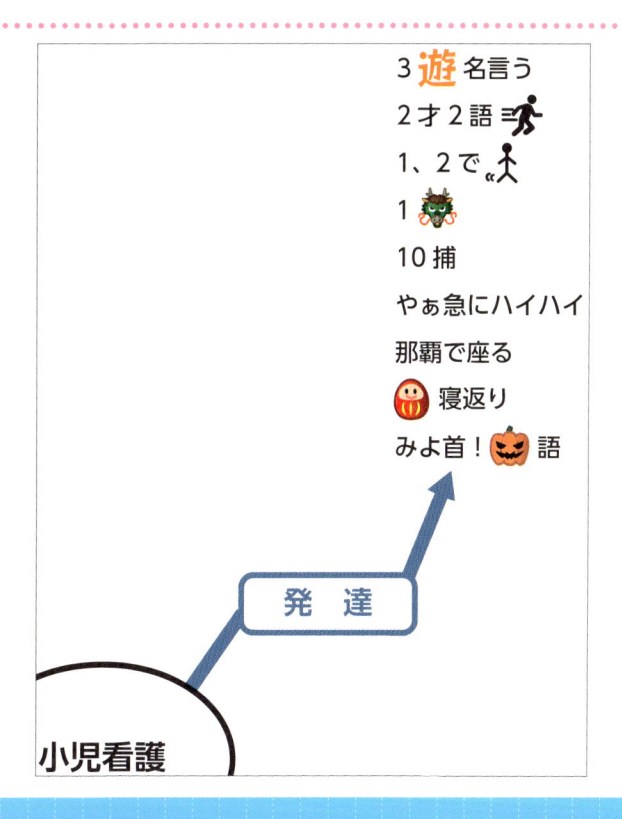

```
3 遊 名言う
2才2語 🏃
1、2で 🚶
1 🐲
10 捕
やぁ急にハイハイ
那覇で座る
🎃 寝返り
みよ首！🎃 語
          ↑
       発 達
小児看護
```

？？ 「離乳食」に関する問題

問題2

問題 離乳後期の内容で適切なのはどれか。**2つ選べ。**
① 1日2回の食事　　　　　② はちみつ入りヨーグルト
③ 魚介入りのシチュー　　　④ 口唇の左右同時伸縮と舌の上下運動
⑤ 歯ぐきでつぶせる固さの食事

正解 ③、⑤

解説 離乳食は月齢により4期に分類されている。その区分と特徴を覚えておきたい。

Let's Try! マップに描いてみよう！

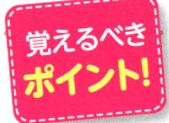

覚えるべきポイント！

- 離乳食の月齢区分
  - 離乳初期（ごっくん期）5〜6か月
  - 離乳中期（もぐもぐ期）7〜8か月
  - 離乳後期（かみかみ期）9〜11か月
  - 離乳完了期（バクバク期）12か月

イラスト化・語呂合わせをしてみる！

- 離乳初期（ごっくん期）5〜6か月 …… **初めゴー君**
- 離乳中期（もぐもぐ期）7〜8か月 …… **チューと泣く**
  - もぐもぐ→モグラを絵「🦔」で表現
- 離乳後期（かみかみ期）9〜11か月 …… **後急に †**
  - かみかみ→神々を絵「†」で表現
- 離乳完了期（バクバク期）12か月 …… **1年で 👜👜**
  - バクバク→バッグバッグを絵「👜」2つで表現

マップに描き込む

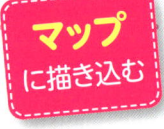

- 「離乳食」のラインに展開する。

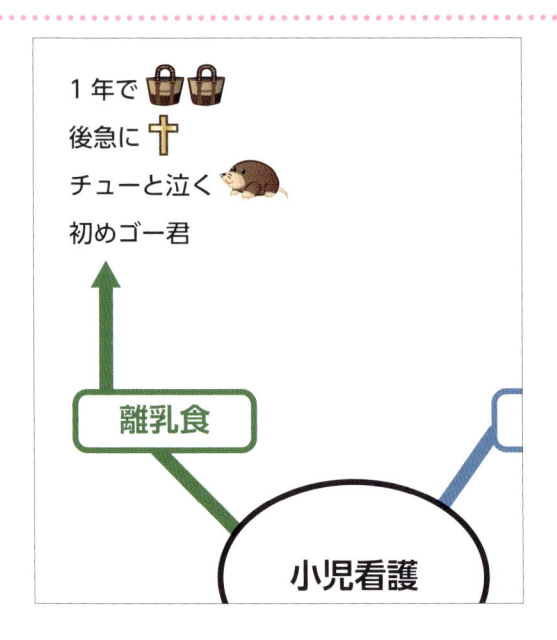

1年で 👜👜
後急に †
チューと泣く 🦔
初めゴー君

↑
離乳食
　　　　小児看護

「循環器」に関する問題

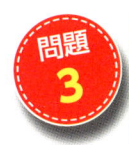

問題3

問題	出生時体重 3,050g の正期産児。新生児期にもっともチアノーゼを生じやすい先天性心疾患はどれか。 ①卵円孔開存症　　　　　　　②心房中隔欠損症 ③心室中隔欠損症　　　　　　④ファロー四徴症
正解	④
解説	ファロー四徴症に伴うチアノーゼの程度は、肺動脈狭窄の程度に左右される。肺動脈狭窄が強度であれば、新生児期よりチアノーゼを認める。

Let's Try! マップに描いてみよう！

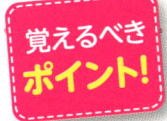

覚えるべきポイント！
- 先天性心疾患の1つであるファロー四徴症では、新生児期よりチアノーゼを生じることもある。

イラスト化・語呂合わせをしてみる！

ファロー四徴症 …… 🐃 **四徴症**
- ファロー→バッファローを絵「🐃」で表現

チアノーゼ …… **紫**
- チアノーゼでは皮膚が紫に変色するため文字「紫」に色をつけることで印象づける。

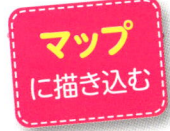

マップに描き込む
- ファロー四徴症は先天性の心臓奇形によるものなので、「循環器」のラインに展開する。

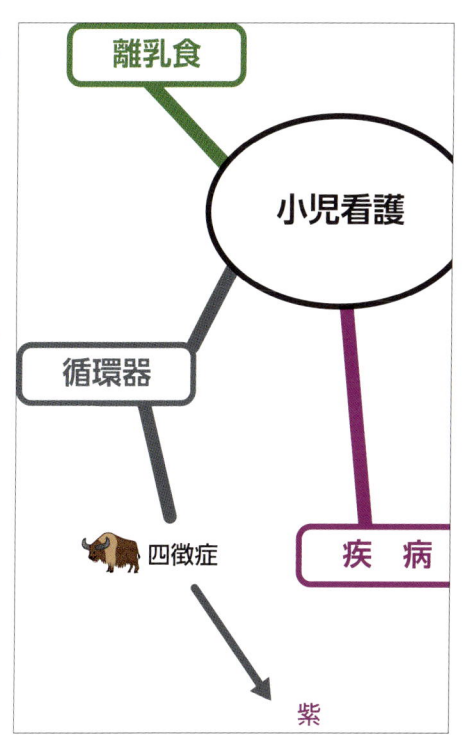

?? 「検査」に関する問題

問題 4

問題 日本版デンバー式発達スクリーニング検査で、90％の乳児の首がすわる月齢基準はどれか。
① 2か月　　② 4か月　　③ 6か月　　④ 8か月

正解 ②

解説 日本版デンバー式発達スクリーニング検査は、就学前の子ども（0～6歳）の運動面、社会面などでの発達を評価するものである。発達に問題を抱えている可能性のある子どもの早期発見を目的として、各年齢の90％が到達する発達課題を示している。4か月で90％の子どもは首がすわる。

Let's Try! マップに描いてみよう！

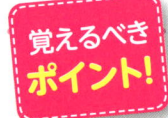

覚えるべきポイント！
・子どもの発達の評価には、日本版デンバー式発達スクリーニング検査が用いられる。

イラスト化語呂合わせをしてみる！
デンバー式発達スクリーニング検査 …… 出ん 🍸
・カクテルの絵「🍸」を用いて「バー」の語を強調した。

マップに描き込む
・「検査」のラインに展開
・発達を評価する検査なので、「発達」のラインと関連づけると覚えやすい。

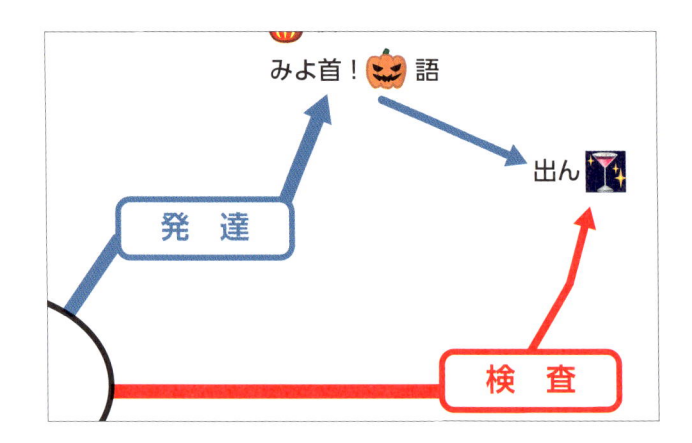

みよ首！🎃 語
出ん 🍸
発達
検査

「疾病」に関する問題

問題5

問題 喘息発作のため救急外来に来院した小学生。喘鳴が著明で、経皮的動脈血酸素飽和度（SpO₂）は91％である。対応で適切なのはどれか。
①会話を促す。　　　　　　②起坐位にする。
③水分摂取を促す。　　　　④胸式呼吸を行わせる。

正解 ②

解説 喘鳴が著明であることから大発作を起こしていると考えられる。起坐位をとらせて呼吸面積を広げ、会話は控え、腹式呼吸を促す。大発作では意識レベルが低下している可能性があるため、水分摂取により誤嚥を起こす危険性があるため控える。

Let's Try! マップに描いてみよう！

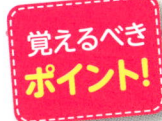

覚えるべきポイント！
- 喘息発作の分類は、呼吸状態により「小発作」「中発作」「大発作」に分類される。
- 小発作では、軽い喘鳴が認められるものの、呼吸困難はない。
- 中発作では、明らかな喘鳴と陥没呼吸が生じる。
- 大発作では、著明な喘鳴があり、呼吸困難、起坐呼吸を呈する。チアノーゼが生じる。

イラスト化 語呂合わせ をしてみる！

小発作 …… 小
中発作 …… 中
大発作 …… 大
喘鳴 …… 喘
陥没呼吸 …… 凹R
- 陥没（凹）、呼吸（Respiration） → 「凹R」と表現

呼吸困難 …… R↓
＊中発作、大発作については、特徴的な症状を併記して「中喘凹R↓」「大喘R↓」とする。

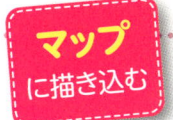

マップに描き込む
- 「疾病」と「呼吸」のラインに展開する。
- 大発作でみられるチアノーゼは、ファロー四徴症と関連づける。
- 大発作では起坐呼吸を呈するため、矢印で関連づけて覚える。

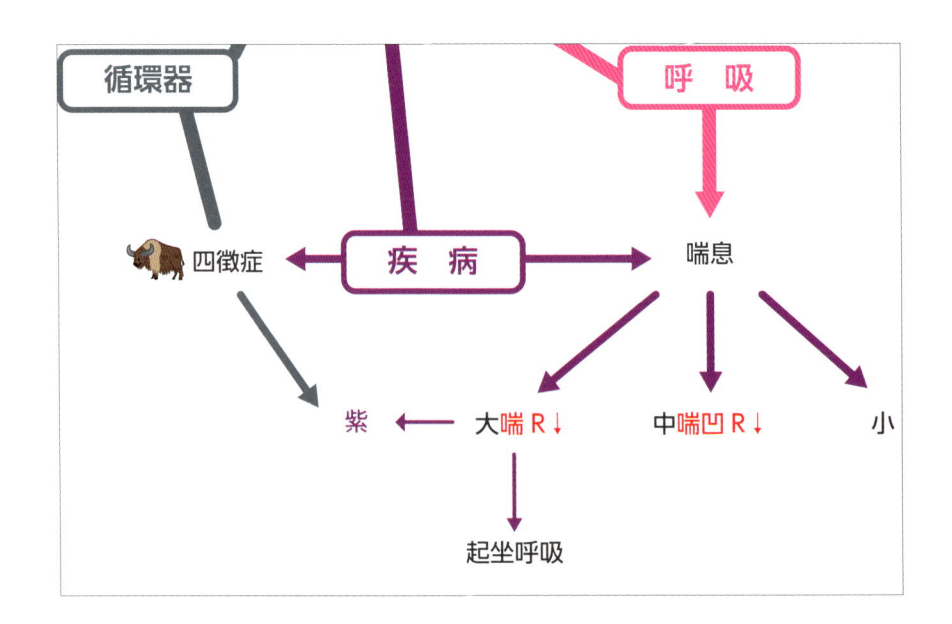

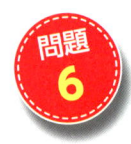

```
                循環器                    呼 吸
                          ↓                 ↓
         🐃  四徴症  ←   疾 病   →   喘息
              ↓                 ↓      ↓       ↓
              紫   ←   大喘R↓    中喘凹R↓     小
                         ↓
                       起坐呼吸
```

問題 6

問題 腸重積症で正しいのはどれか。
① 1～2歳の女児に多い。　　　　　　　②閉鎖性イレウスである。
③バリウム造影でカニ爪様陰影がみられる。　④発症後ただちに手術適応となる。

正解 ③

解説 腸重積症ではバリウム造影により、嵌入した部位の腸管がカニ爪のように見える（カニ爪様陰影）。回盲部にはソーセージ様腫瘤を認める。腸重積症は腸閉塞（イレウス）の一病型であり、腸管の血流障害を伴う絞扼性イレウスに分類される。生後4～10か月の男児に多くみられる。痛みを生じるため間欠的な啼泣（声をあげて泣くこと）がみられ、これが発症の目安となる。治療は高圧バリウム注腸による整復。

Let's Try! マップに描いてみよう！

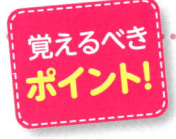

覚えるべきポイント！
- 腸重積症は生後4～10か月の男児に多く発症する。
- 腸重積症では間欠的な啼泣がみられる。
- 腸重積症ではバリウム造影によりカニ爪様陰影がみられる。
- 腸重積症ではソーセージ様腫瘤が認められる。

第 5 章　電撃ネットワーク術の実践②

イラスト化 語呂合わせ をしてみる!

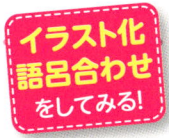

生後 4～10 か月 ……　👶 4～10
- 生後を赤ちゃんの絵「👶」で表現

男児に多い ……　♂多
- 男児＝♂で表現し印象づける。

間欠的な啼泣 ……　間欠 💧💧
- 啼泣を絵「💧💧」で表現

カニ爪様陰影 ……　🦀 爪
- カニを絵「🦀」で表現

ソーセージ様腫瘤 ……　🌭
- ソーセージを絵「🌭」で表現

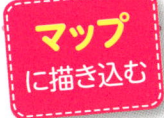

マップ に描き込む

- 「疾病」と「消化器」のラインに展開する。
- 腸重積症は血流障害を引き起こすこともあるため絞扼性イレウスに分類される。そのことから絞扼性イレウスと矢印で関連づけ、何のための関連なのかがわかるように関連づけたラインに「血流×」を記載し覚えていく。
- また、腸は消化器であるためラインで関連づける。
- 小児分野は、嘔吐や下痢に関連する問題も比較的多く出題されるため、消化器の島を挙げている。

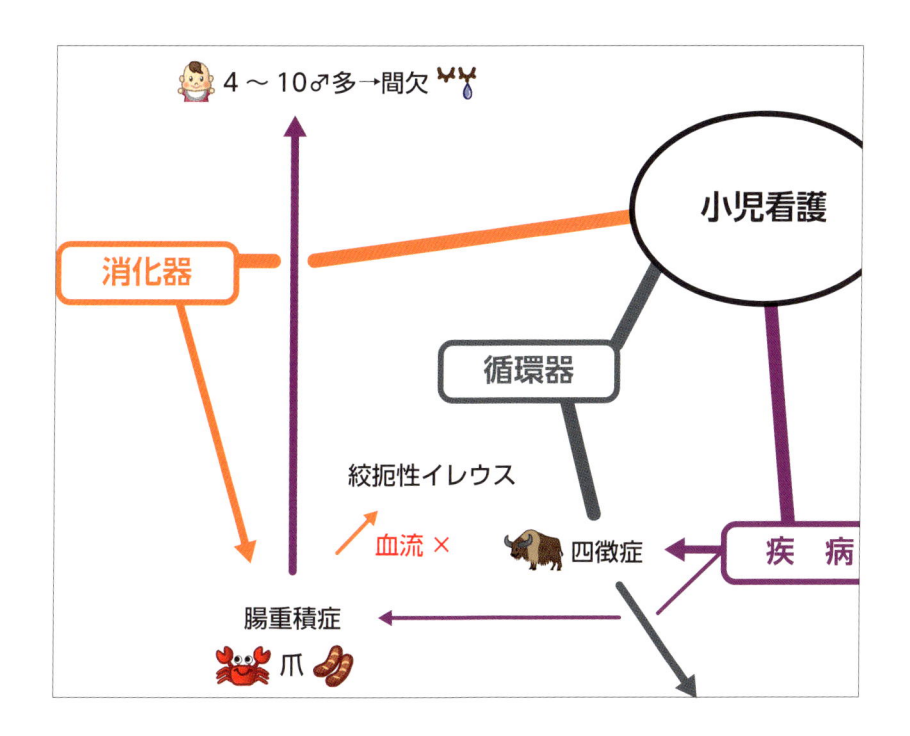

👶 4～10 ♂多→間欠 💧💧

小児看護

消化器

循環器

絞扼性イレウス

血流×

四徴症

疾　病

腸重積症
🦀 爪 🌭

「小児看護」の電撃ネットワーク術　完成！

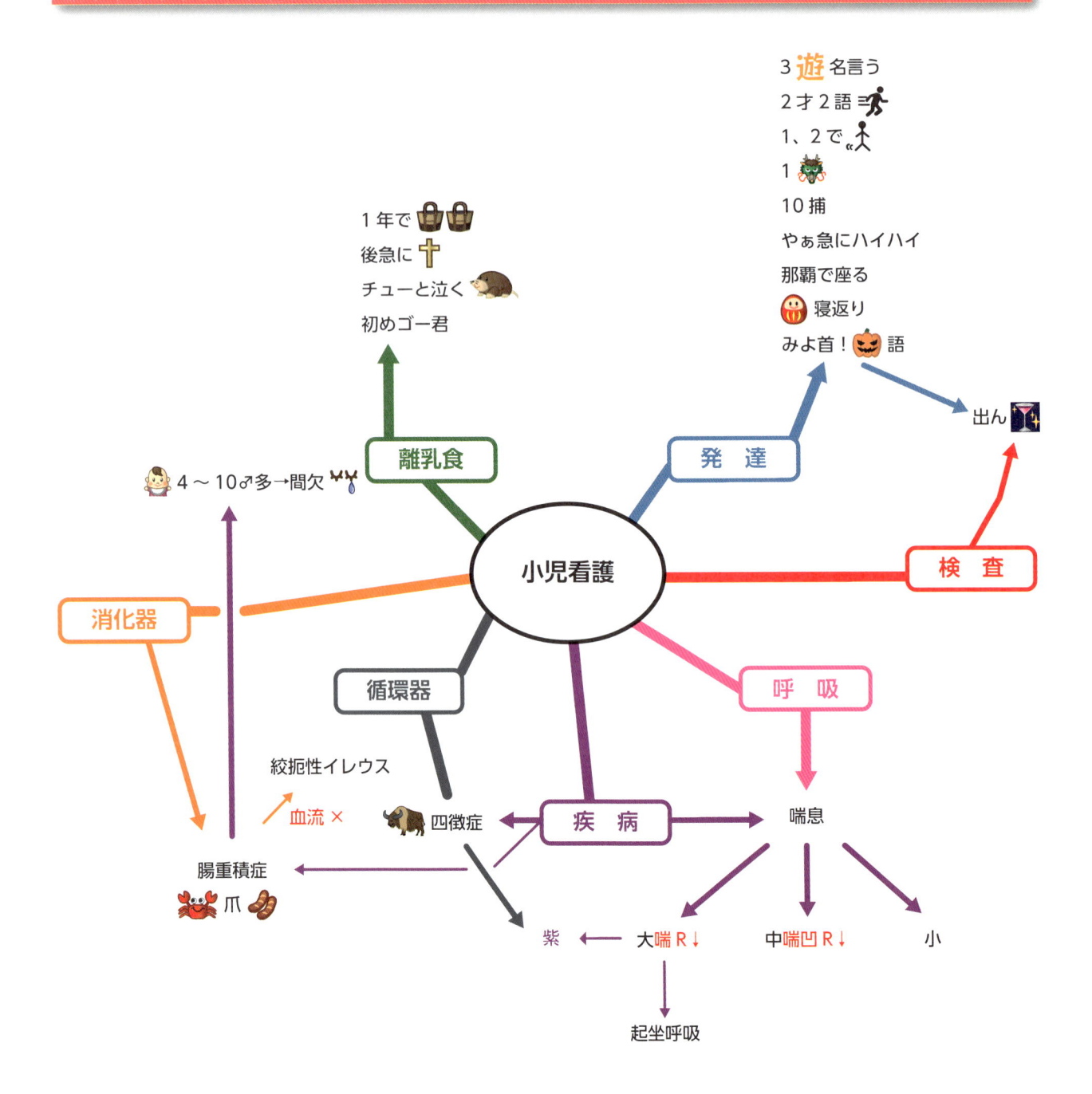

3 遊 名言う
2才2語
1、2で
1
10 捕
やぁ急にハイハイ
那覇で座る
寝返り
みよ首！語

1年で
後急に
チューと泣く
初めゴー君

出ん

4〜10♂多→間欠

離乳食　　　発　達

消化器　　小児看護　　　検　査

循環器　　　　　　　呼　吸

絞扼性イレウス
血流×　　四徴症　　疾　病　　　喘息

腸重積症
爪

紫 ← 大喘R↓　中喘凹R↓　小

起坐呼吸

「小児看護」練習マップ

前ページの完成図や次ページの表を参照しながら、色鉛筆などを使って記入してみましょう。

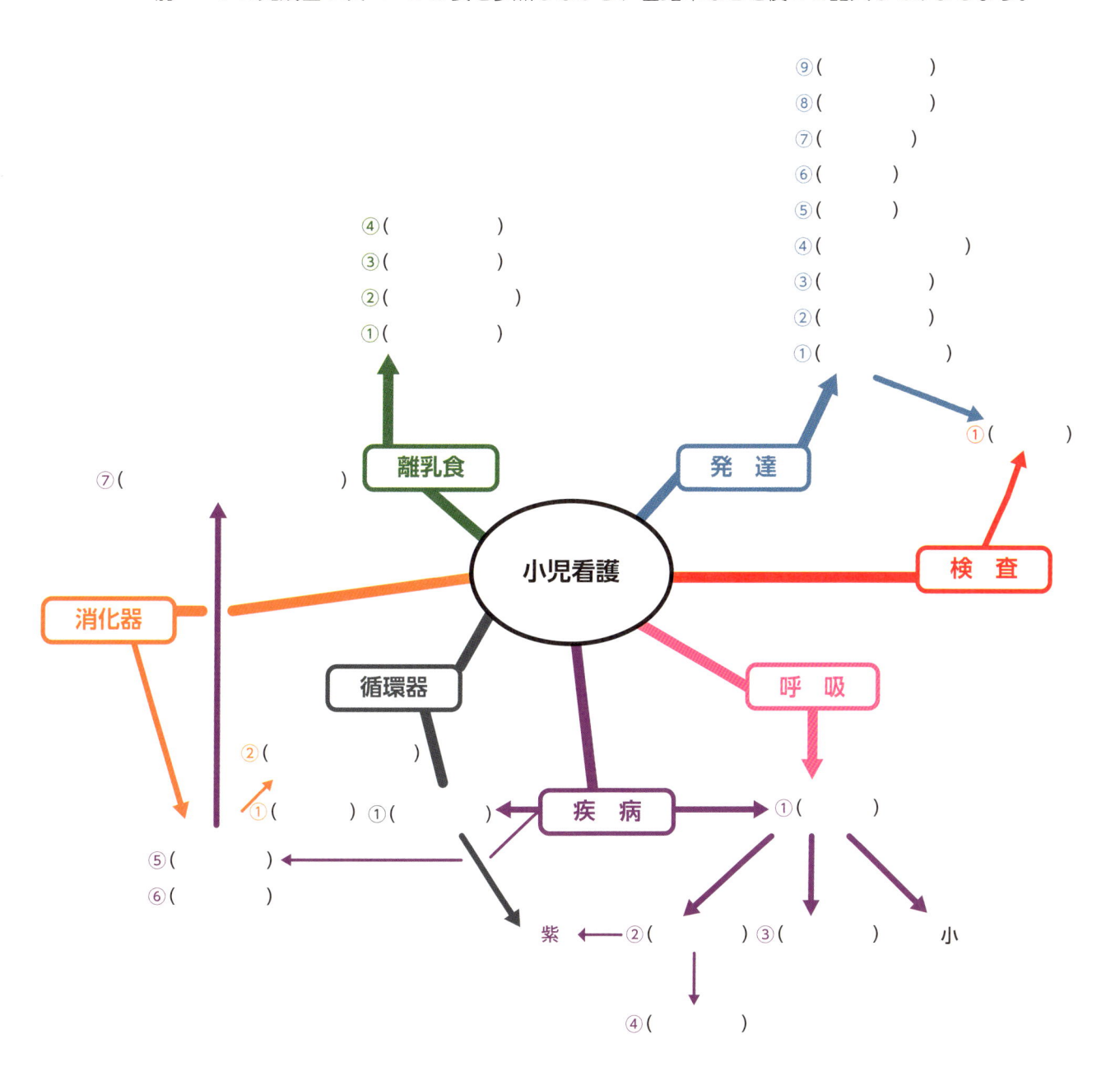

⑨( )
⑧( )
⑦( )
⑥( )
⑤( )
④( )
③( )
②( )
①( )

④( )
③( )
②( )
①( )

離乳食 — **発達** — **検査**

①( )

⑦( )

消化器 — **小児看護** — **呼吸**

循環器 — **疾病** — ①( )

②( )
①( ) ①( )

⑤( )
⑥( )

紫 ← ②( ) ③( ) 小

④( )

> これはあくまでも参考のための例だよ。
> イメージをふくらませて自分なりの
> 工夫をしてみよう！

発　達

①	みよ首！🎃語	3～4か月で首がすわる、なんごが始まる。
②	🧧寝返り	5～6か月で寝返り
③	那覇で座る	7～8か月でお座り
④	やぁ急にハイハイ	8～9か月でハイハイ
⑤	10捕	10か月でつかまり立ち
⑥	1🐉	1歳でひとり立ち
⑦	1、2で🚶	1歳2か月でひとり歩き
⑧	2才2語🏃	2歳で2語文、走る。
⑨	3遊名言う	3歳で一人遊び、名前が言えるようになる。

検　査

①	出ん🍸	デンバー（日本版デンバー式発達スクリーニング検査）

離乳食

①	初めゴー君	離乳初期（ごっくん期）5～6か月
②	チューと泣く🐭	離乳中期（もぐもぐ期）7～8か月
③	後急に✝	離乳後期（かみかみ期）9～11か月
④	1年で👜👜	離乳完了期（バクバク期）12か月

疾　病

①	喘息	喘息は呼吸状態より小発作、中発作、大発作に分類される。
②	大喘R↓	大発作では著明な喘鳴があり、呼吸困難を伴う。
③	中喘凹R↓	中発作では明らかな喘鳴と陥没呼吸が生じる。
④	起坐呼吸	大発作では起坐呼吸を呈する。
⑤	腸重積症	腸重積症は腸閉塞（イレウス）の一病型である。
⑥	🦀爪🌭	腸閉塞症ではバリウム造影によりカニ爪様陰影がみられ、触診によりソーセージ様腫瘤が認められる。
⑦	👶4～10♂多→間欠😭	生後4～10か月の男児に多く、痛みのため間欠的な啼泣（泣きわめくこと）がみられる。

循環器	
① 🐂 四徴症	心室中隔欠損、心室肥大、肺動脈狭窄、大動脈騎乗の4つの病変のこと。右から左へのシャントが形成されチアノーゼを呈する。
消化器	
①**血流✕**	腸管の血流障害
②**絞扼性イレウス**	腸間膜の血行が障害されるのが絞扼（こうやく）性

「母性看護」の電撃ネットワーク術

　小児看護と同様、母性看護の領域には、人生経験の少ない学生、とりわけ男子学生にとって、イメージすることが難しい事項が多数含まれます。しかも、唯一の体験学習である実習において、産婦から受け持ちを敬遠され、機会を逃してしまうケースも少なからずあります。そのため指導者側も、分娩の過程などをペーパー・ペーシェント（文章で示された架空の患者）で説明したり、各グループに分娩や子育てを経験している学生を配してグループワークで講義を進行するなどの工夫をしています。

　母性看護では、以下のように「妊婦」「分娩」「疾病」「産褥」「新生児」に分けて展開していきます。また、「思春期」における身体的な変化などに関連する出題も多いので、勉強の進行状況をみながら項目を加えるとよいでしょう。

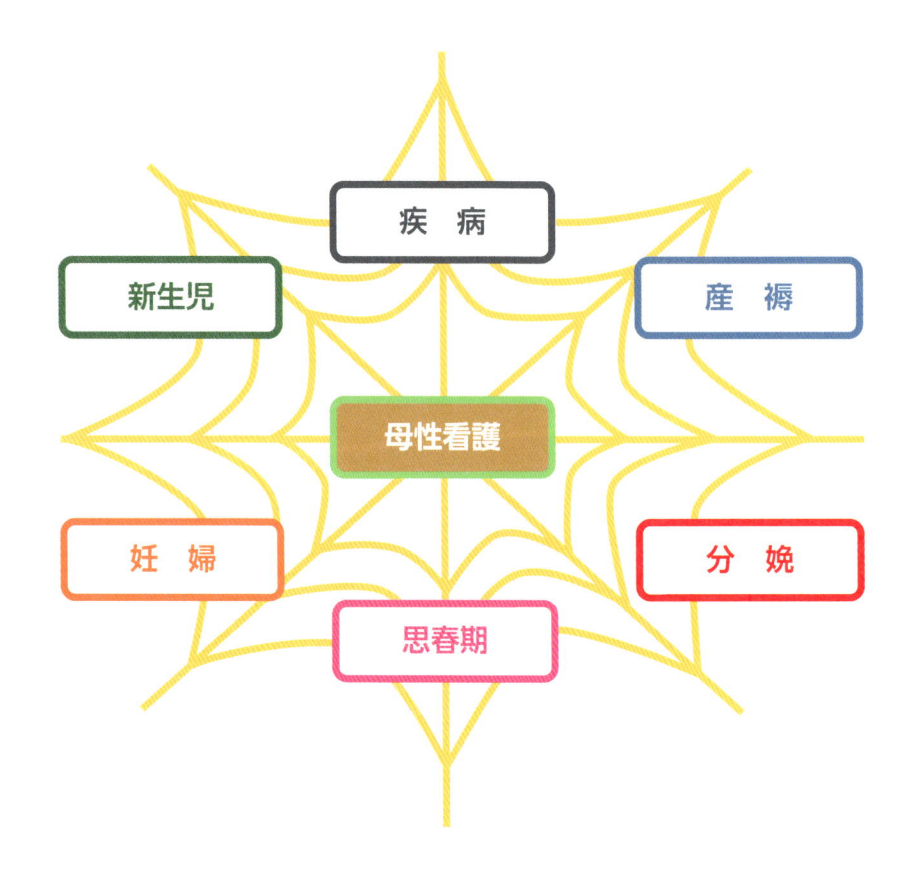

「妊婦」に関する問題

Step1　「妊婦」に関連する法律

母子に関連する法律と、その主な内容を覚えていきます（問題1〜4）。

問題1

問題	母子保健法で規定されているのはどれか。 ①産前産後の休業　　　　　②育児休業の申出 ③受胎調節の実地指導　　　④母子健康手帳の交付
正解	④
解説	①：労働基準法である。　　②：育児・介護休業法である。 ③：母体保護法である。　　④：母子保健法である。 母子に関連する法律としては上記4つのほかに、男女共同参画社会基本法、男女雇用機会均等法などがある。

問題2

問題	産前産後の休業を保障しているのはどれか。 ①労働基準法　　　　　　　②母子保健法 ③母体保護法　　　　　　　④男女共同参画社会基本法
正解	①
解説	産前産後の休業の保障については、労働基準法第65条に規定されている。

Let's Try! マップに描いてみよう！（問題1, 2）

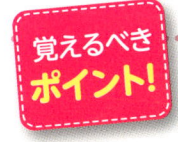

覚えるべきポイント！

- 母子保健法は、健康診査、妊婦の届け出、母子手帳、新生児や妊産婦の訪問指導、低出生体重児の届け出などについて規定している。
- 母体保護法は、不妊手術、人工妊娠中絶などについて規定している。
- 労働基準法は、産前産後の休業について「使用者は、6週間（多胎妊娠の場合は14週間）以内に出産する予定の女性が休業を請求した場合においては、そのものを就業させてはならない」「産後8週間を経過しない女性を就業させてはならない」と規定している。
- 男女共同参画社会基本法では、男女共同参画社会の実現のための基本的な考え方と国民のそれぞれの役割と責任を定めている。

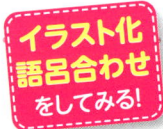

イラスト化語呂合わせをしてみる！

母子保健法 …… 母👶法
- 子を絵「👶」にすることで印象づけるとともに、混乱しやすい母体保護法と差別化

母体保護法 …… 母体法

労働基準法 …… 労働法

男女共同参画社会基本法 …… ♂♀基本法

母子保健法の内容 …… 🐟市母子📖
- 妊娠→ニシン「🐟」、母子手帳→「母子📖」、母子手帳を交付するのは市町村→「市」と短縮

母体保護法の内容 …… 中絶 Op
- 人工妊娠中絶→「中絶」と短縮、手術＝ operation を「Op」と短縮

労働基準法の内容 …… Q業
- 休業→「Q業」とすることで印象づける。

…… 産前6W、後8W
- 産前産後の休業保障期間。週＝week の頭文字「W」で表現

男女共同参画社会基本法の内容 …… （役と責）
- 「役割」と「責任」を定めた法律であることを表現

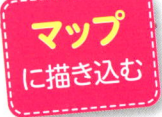

マップに描き込む
- 母子に関する法律なので、「妊婦」のラインに展開していく。
- それぞれの法律に規定された重要事項を上手に関連づけて覚えていく。
- 母子保健法、母体保護法ともに指導が入ることを、指導＝「☝」で表現して関連づける。

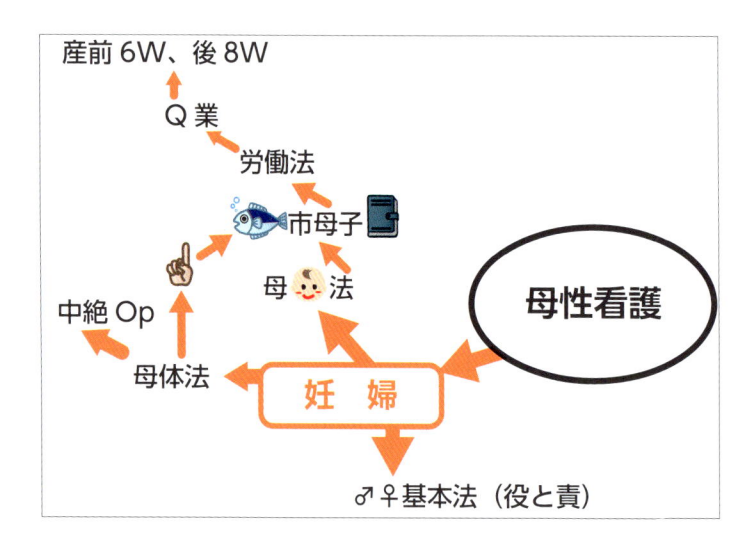

第 5 章　電撃ネットワーク術の実践②

問題 3

問　題	母子健康手帳で正しいのはどれか。 ①妊婦健康診査を受ける医療機関で交付される。 ②妊婦健康診査の結果は妊婦が記載する。 ③妊娠から3歳までの母と子の健康、成長記録である。 ④子供の予防接種記録が含まれる。
正　解	④
解　説	母子健康手帳は市町村により交付され（母子保健法）、妊娠から6歳まで、妊娠中の状況、出産時や産後の母体の経過、乳幼児の成長の経過や保健指導、子どもの予防接種などに関する記録を記載していく。妊婦健康診査の結果は、診査を行った医療機関の医師、助産師または看護師が記録するものと定められている。

Let's Try! マップに描いてみよう！

覚えるべきポイント！
- 母子保健手帳は、妊娠から6歳までの母と子の健康および成長記録である。

イラスト化・語呂合わせをしてみる！
- 妊娠から6歳まで……　🐟～6歳
- 妊娠→ニシン「🐟」と表現

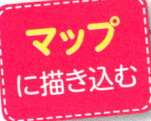

マップに描き込む
- 妊婦に関連する事項なので、「妊婦」のラインから展開する。
- 母子健康手帳に関する記述なので、「🐟市母子📕」に関連づけて覚える。

＊あえてマップには描いていないが、「妊婦健康診査の結果は医師、助産師または看護師が記録する」ことをマップ上に展開する場合は、医師＝「Dr」、助産師または看護師＝「👩」と表現して関連づけるとよい。

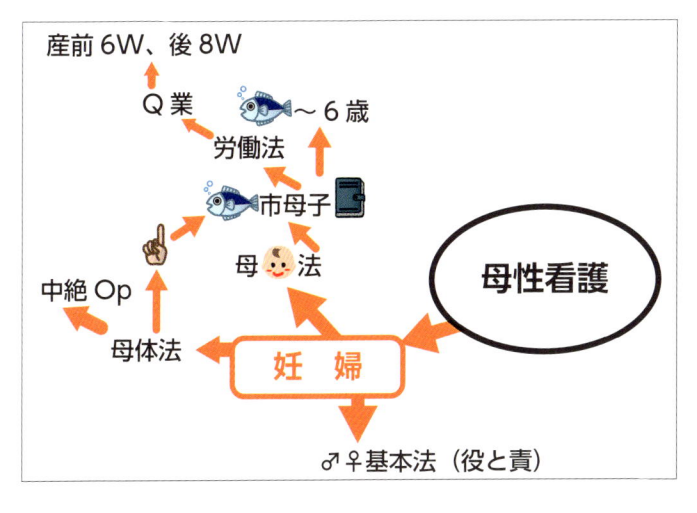

産前6W、後8W
↑
Q業　🐟～6歳
↑　　↑
労働法
↑
🐟　市母子📕
↑
中絶 Op　母👶法　　　母性看護
↑　　↑
母体法　妊　婦
↓
♂♀基本法（役と責）

問題4

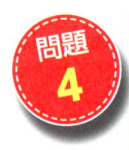

問題 母体保護法が規定しているのはどれか。**2つ選べ。**
①人工妊娠中絶　　　　　　②助産施設への入所
③妊産婦の訪問指導　　　　④受胎調節の実地指導
⑤妊産婦等にかかわる危険有害業務の就業制限

正解 ①，④

解説 母体保護法は、不妊手術、人工妊娠中絶などについて規定することで、母性の生命健康を保護することを目的とする法律であり、受胎調節の実地指導（避妊具などを用いて行う指導）についても規定されている。
②の助産施設は児童福祉施設であり、入所手続きは福祉事務所が行う。③は母子保健法、⑤は労働基準法に規定されている。

Let's Try! マップに描いてみよう！

覚えるべきポイント！
・母体保護法は、受胎調節の実地指導についても規定している。

イラスト化・語呂合わせをしてみる！
受胎 ……🐟
・受胎＝妊娠→ニシンを絵「🐟」で表現

マップに描き込む
・受胎（＝妊娠🐟）を指導（☝）に関連づける。受胎（＝妊娠）を中絶することもあるため「中絶Op」に関連づける。また、受胎（＝妊娠）は、母子健康手帳に関するので「🐟市母子📔」に関連づけて覚える。

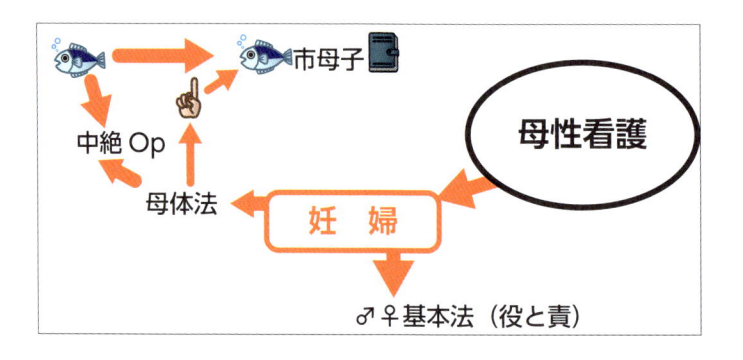

Step2 「妊娠」に関する知識

妊娠の成立や経過について把握し、覚えていきます（問題5〜6）。

問題5

問　題	妊娠の成立で正しいのはどれか。 ①精子の受精能力は射精後12時間である。 ②卵子の受精能力は排卵後48時間である。 ③受精は卵管膨大部で起こる。 ④受精後24時間で着床する。
正　解	③
解　説	射精されると精子が卵管内に進入して、卵管膨大部で受精が起こる。

Let's Try! マップに描いてみよう！

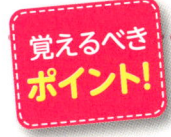

覚えるべきポイント！

- 子宮頸管から子宮、卵管内はアルカリ性のため、侵入した精子の受精能力はおよそ72時間である。
- 卵子の受精能力は排卵後24時間である。
- 受精は卵管膨大部で起こる。
- 卵は受精後6〜7日で子宮内膜に着床を開始する。

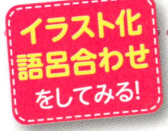

イラスト化語呂合わせをしてみる！

子宮頸管から子宮、卵管内はアルカリ性である …… **子⛩️ 🥚管アル**
- 子宮＝「子⛩️」、卵管内はアルカリ性＝「🥚管アル」

精子の受精能力はおよそ72時間 …… **精子なに**
- 72 →「なに」と語呂で覚える。

卵子の受精能力は排卵後24時間 …… **🥚命1日**
- 24時間→「1日」

卵は受精後6〜7日で子宮内膜に着床を開始する …… **🥚67着**

マップに描き込む

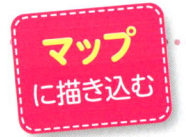

- 卵子と精子が卵管内で「受精」して妊娠（「🐟（ニシン）」）が成立するという関連を、「妊婦」のラインから展開する。
- 「受精」と妊娠を関連づけるライン上に、「🥚67着」と記入して覚える。

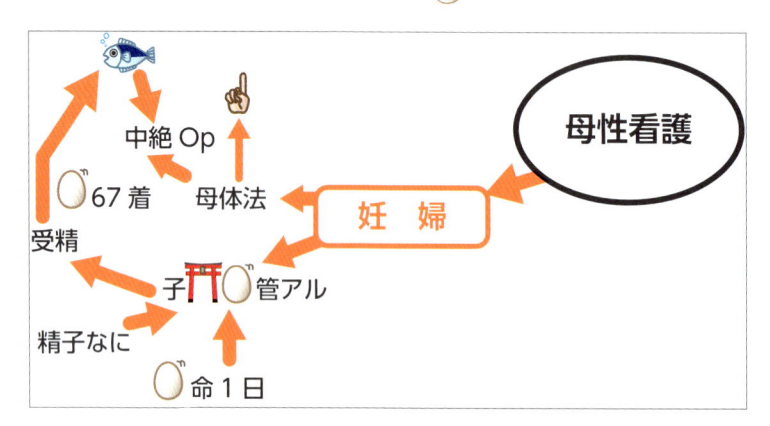

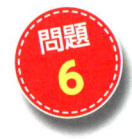

```
         🐟
         ↑↓
     中絶 Op  ☝
     🥚67着  母体法 ← 妊 婦 ← 母性看護
     受精      ⛩🥚管アル
          ↑
     精子なに
          🥚命1日
```

問題6

問題 妊娠の経過中、最も早い時期にみられるのはどれか。
①胎盤の完成　　　　　　②胎動の自覚
③超音波検査による胎嚢の確認　④超音波ドップラー法による胎児心音の確認

正解 ③

解説 超音波断層法では妊娠5週くらいになると初めて胎嚢が確認できる。

Let's Try! マップに描いてみよう！

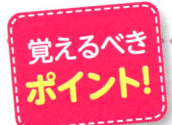

覚えるべきポイント！

- 胎盤の完成は15〜16週
- 胎動の自覚は経産婦で16〜18週、初産婦で18〜20週
- 超音波検査（断層法）で胎嚢の確認ができるのは、一般的には5〜6週ごろ
- 胎児心音は超音波ドップラー法では9週ごろから確認できるようになり、12週以降は100％確認できる。

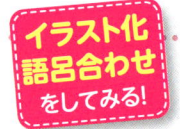

イラスト化語呂合わせをしてみる!

胎盤 …… ⛩
- 板に当たる絵「⛩」を使用して表現

胎動 …… 🐟動
- 胎→タイを絵「🐟」で表現

第 5 章　電撃ネットワーク術の実践②

経産婦 …… **ケイ**
胎嚢 …… **タイ No**
胎児心音 …… ❤️**音**
超音波ドップラー法 …… **ドロ** ♨️ （ダジャレで表現）
胎児心音を確認 …… 👂

15 …… 🍓 （イチゴ）
16 …… **色** （いろ）
5～6 週 …… **ゴロク W** （週 = week …… 「W」）
18 …… **岩** （いわ）
9 週 …… **九州**
12 週以降は 100% …… 🔫🔫 **100%** （十二→銃×2→「🔫🔫と表現」）

> 数字を覚えるときは、イラストや語呂で印象づけると、長期間記憶に残るよ。

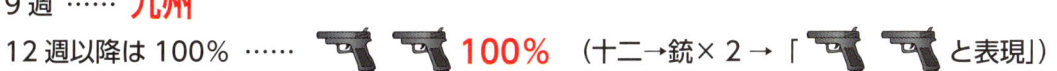

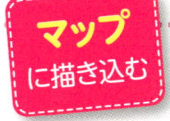

マップに描き込む

・妊娠成立後の経過に関する記述なので、「妊娠 🐟（ニシン）」から、順を追って（胎嚢確認→胎児心音→胎盤の完成→胎動の自覚）展開する。
・それぞれ、確認できる時期を添える。

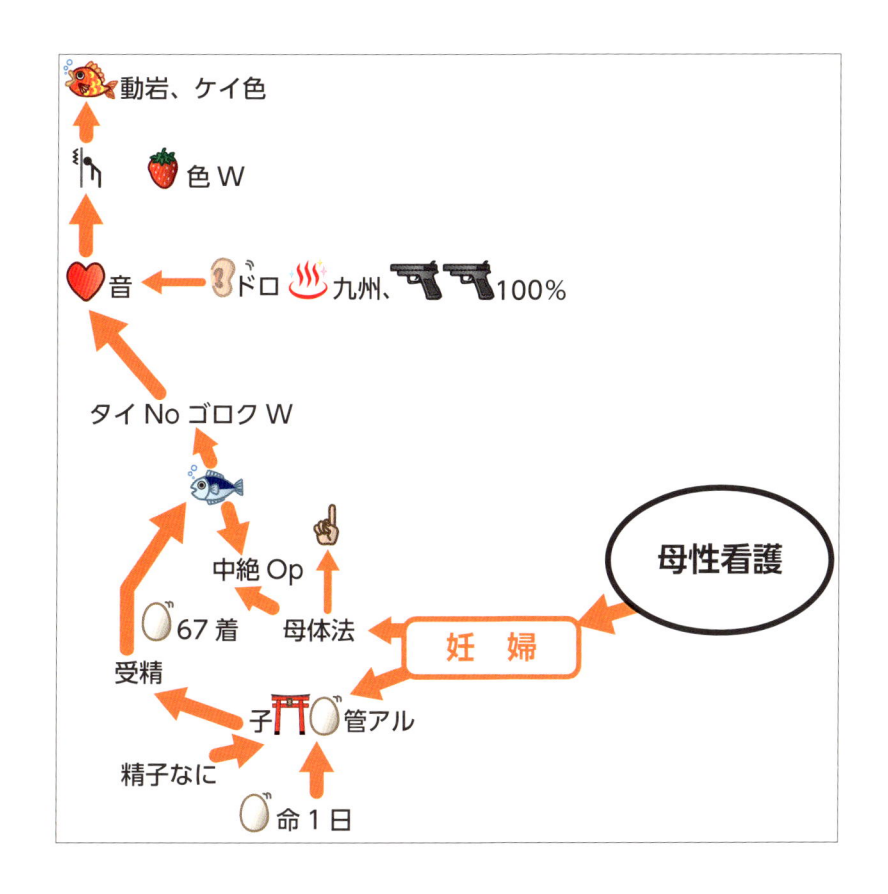

🐟 動岩、ケイ色
👂🏻 🍓 色 W
❤️音 ← 👂ドロ♨️九州、🔫🔫100%
　↑
タイ No ゴロク W
　↑
🐟
　↑
中絶 Op 　☝
🥚67 着　母体法
受精
精子なに　子⛩️🥚管アル
　　　　　🥚命 1 日
　　　　　　↑
　　　　　妊婦 ← 母性看護

「分娩」に関する問題

問題 7

問題 最終月経の初日を 0 日とすると、分娩予定日は何日目か。
① 260 日
② 280 日
③ 300 日
④ 320 日

正解 ②

解説 妊娠前の最終月経の第 1 日に 280 日を加えた日を分娩予定日としている。

問題 8

問題 正期産とされる妊娠週数はどれか。
① 33 週
② 36 週
③ 39 週
④ 42 週

正解 ③

解説 妊娠 37 週から 41 週までが正期産である。

問題 9

問題 分娩の 3 要素**でない**のはどれか。
①娩出物
②娩出力
③産　道
④母体年齢

正解 ④

解説 娩出力（胎児を押し出す力）、産道（骨盤、子宮頸部、腟、外陰部といった胎児が通過してくる通路）、娩出物（胎児と付属物）を分娩の 3 要素と呼ぶ。

第5章 電撃ネットワーク術の実践②

Let's Try! マップに描いてみよう！（問題7～9）

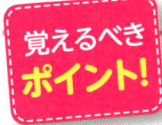

覚えるべきポイント！

- 分娩予定日は、最終月経の初日を0日として40週0日目、すなわち280日目となる。
- 早期産は、妊娠22～36週
- 正期産は、妊娠37～41週
- 過期産は　妊娠満42週以降
- 分娩の3要素は「娩出力」「産道」「娩出物」である。

イラスト化・語呂合わせをしてみる！

分娩予定日 …… **ベンは塩Wでつやを**
- 分娩→ベン、40週→塩（40）W（week＝週）、280日＝つやを（280）

正期産は妊娠37～41週 …… **正期産はみなよい**（37→みな、41→よい）

＊正期産を語呂で覚えておけば、早期産（22～36週）、過期産（42週以降）はわかりやすいので、「早期産は22W～」「過期産は42W～」とだけ記入することとした。

分娩の3要素 …… **分娩は力の産物**
- 分娩の3要素→「分娩」、娩出力→「力」、産道→「産」、娩出物→「物」

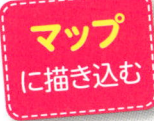

マップに描き込む

- 妊娠予定日、妊娠週数、分娩の3要素を「分娩」から展開する。
- 妊娠予定日と妊娠週数を関連づけて覚える。

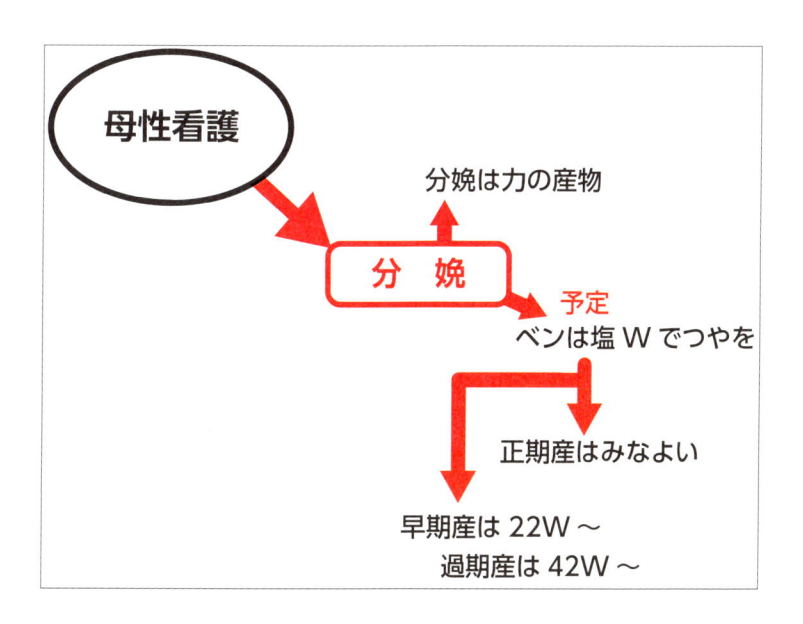

```
母性看護
  ↓
  分 娩 ──→ 分娩は力の産物
    ↓
    予定
    ベンは塩Wでつやを
      ↓
      正期産はみなよい
    早期産は22W～
    過期産は42W～
```

?? 「産褥」に関する問題

問題10

問題 正常分娩をした初産婦、産褥5日の子宮復古状態で正常なのはどれか。
① 後陣痛がある。　　　　　　　　　　　② 赤色悪露がみられる。
③ 子宮底の高さが臍と恥骨の中央である。　④ 子宮の硬さがゴムまり状である。

正解 ③

解説
① ：後陣痛は子宮復古のため産褥0〜3日ごろまで続く痛みで、経産婦が強く感じる。
② ：産褥4〜7日の悪露は血液成分が減り白血球が混じるため褐色で、肉汁様で軽い異臭を伴う。
③ ：分娩直後の子宮底は上昇し、12時間後には臍高となり、4〜6日で臍恥中央（臍と恥骨結合の中点付近）になる。
④ ：子宮収縮の良好な状態は、硬式テニスボールの硬さである。

Let's Try! マップに描いてみよう！

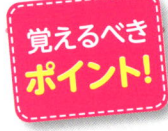

覚えるべきポイント！
・後陣痛は産褥0〜3日ごろまで続く。
・産褥4〜7日の悪露は褐色
・子宮底は産褥後12時間後で臍の高さまで上昇し、4〜6日で臍恥中央となる。
・子宮収縮の良好な状態は硬式テニスボールの硬さ

イラスト化語呂合わせをしてみる！
産褥0〜3日ごろまで続く痛み …… **王さんまで痛い**
産褥4〜7日の悪露は褐色 …… 悪露4〜7日**褐色**（文字に色をつけて印象づける）
子宮底の高さの変化 …… **腹部の図**を用いて表現する（マップ参照）
子宮収縮の良好な状態は硬式テニスボールの硬さ …… **良好な硬さ** 🎾

マップに描き込む
・産褥後の経過を追って展開していく。

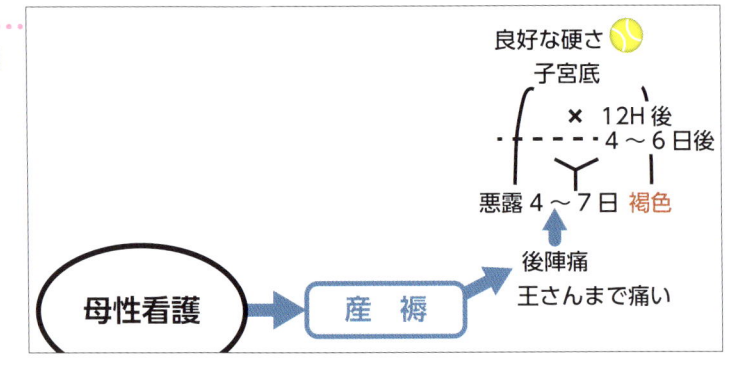

```
                    良好な硬さ 🎾
                    子宮底
                      × 12H後
                   ─┼─ 4〜6日後
                      Y
                 悪露4〜7日 褐色

  母性看護 ──→ 産 褥 ──→ 後陣痛
                           王さんまで痛い
```

?? 「疾病」に関する問題

問題 11

問題 閉経後に発症しやすい疾患はどれか。
①子宮筋腫　　　　　　　②高脂血症
③クラミジア感染症　　　④パニック障害

正解 ②

解説 閉経後はエストロゲンが減少するため、エストロゲンやプロゲステロン依存性の良性腫瘍である子宮筋腫の発症は減少する。またエストロゲンの減少は、高脂血症を誘発する。クラミジア感染症、パニック障害はともに、閉経とは直接関係ない。

Let's Try! マップに描いてみよう！

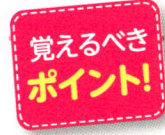

覚えるべきポイント！
- 子宮筋腫は良性腫瘍であり、閉経後の発症率は減少する。
- 閉経後にエストロゲンが減少すると高脂血症が誘発される。
- クラミジア感染症は性行為感染症であり、治療にはマクロライド系抗菌薬が1～2週間投与される。再感染しやすい。

イラスト化 語呂合わせをしてみる！

マクロライド系抗菌薬 …… 🔵 マクロライド系
エストロゲン減少 …… Sトロ↓
- エストロゲン→「Sトロ」、減少→「↓」で表現

マップに描き込む
- 母性看護と関連の深い「疾病」について、閉経との関係も含めて理解していく。

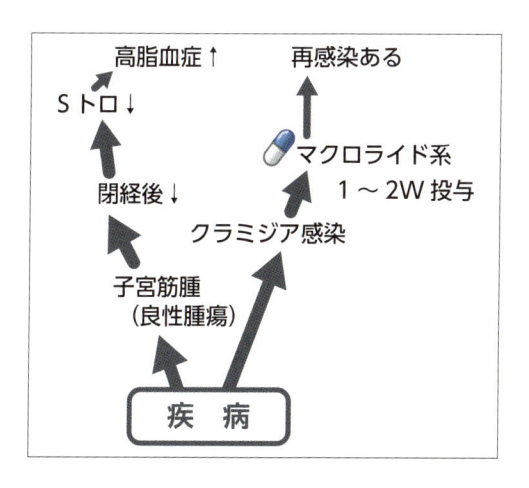

```
    高脂血症↑       再感染ある
       ↑              ↑
    Sトロ↓        🔵マクロライド系
       ↑           1～2W投与
    閉経後↓          ↑
       ↑         クラミジア感染
    子宮筋腫
    （良性腫瘍）
         ↖     ↗
          疾 病
```

「新生児」に関する問題

問題12

問題 正期産の低出生体重児に起こりやすいのはどれか。
①溶血性貧血 　　　　　　②高血糖
③低カリウム血症 　　　　④高ビリルビン血症

正解 ④

解説
①：母子間の血液型不適合などにより起こりやすい。
②：低出生体重児は肝臓のグリコーゲン貯蔵および糖新生が不十分であるため、低血糖が起こりやすい。
③：低カリウム血症は、多尿、利尿薬投与、胃腸管からのドレナージ、頻繁な嘔吐などにより血中カリウムが減少して起こる。
④：新生児は生理的に多血であり、赤血球の寿命が短いため高ビリルビン血症をきたしやすく、肝機能が未熟であるため黄疸が強く現れる傾向がある。

Let's Try! マップに描いてみよう！

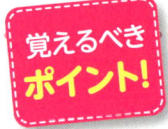

覚えるべきポイント！
- 新生児では生理的に多血で、高ビリルビン血症をきたしやすい。
- 新生児では肝機能が未熟で、黄疸が強く現れる傾向がある。
- 溶血性貧血は、母子間の血液型不適合などにより起こりやすい。
- 出生時の体重が2,500g未満の新生児を低出生体重児という。
- 低出生体重児では低血糖が起こりやすい。

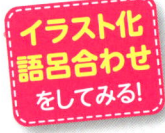

イラスト化・語呂合わせをしてみる！
高ビリルビン血症 …… **高 Bil 血症**
肝機能が未熟 …… 💩 **未熟**
　・肝→レバーを絵「💩」で表現する。
黄疸 …… **黄疸**
　・文字に色をつけて印象づける。

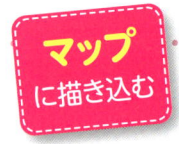

マップに描き込む
- 「新生児」に関連する事項として展開していく。

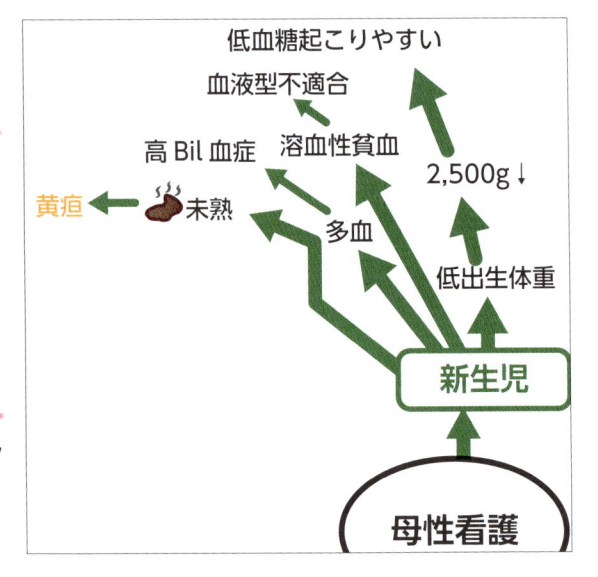

第5章　電撃ネットワーク術の実践②

❓❓「思春期」に関する問題

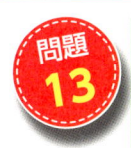

問題13

問　題　二次性徴に関する記述として正しいのはどれか。
①ホルモン変化を伴う。
②男子にはみられない。
③特定の身長になると発現する。
④乳房の発育と初経の発来の順序は個人によって異なる。

正　解　①

解　説　思春期には男女ともに性ホルモンの分泌が活発になり、さまざまな体の変化（二次性徴）が起こる。具体的な変化と、発現の順番を覚えておきたい。

Let's Try! マップに描いてみよう！

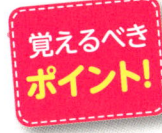

覚えるべきポイント！

- 思春期になると男女ともに二次性徴が起こる。
- 二次性徴は、脳の視床下部・下垂体から性腺刺激ホルモンが分泌されることから始まる。
- 女性では卵巣が発育し、エストロゲンが分泌され、乳房発育、陰毛・腋毛発生、初経などの変化（二次性徴）がみられる。
- 男性では精巣が発育し、テストステロンが分泌され、睾丸容積の増加、陰茎の増大、陰毛・腋毛発生・ひげの発生、声変わりなどの変化（二次性徴）がみられる。

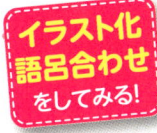

イラスト化　語呂合わせをしてみる！

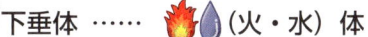

視床下部 …… **師匠** 🥬（カブ）
下垂体 …… 🔥💧（火・水）体
性腺刺激ホルモン …… **聖戦** ⚡（刺激）**ホルモン**
女性では卵巣からエストロゲンが分泌される …… **ドＳがプロレスで乱闘**
・語呂合わせ：ドＳ＝エストロゲン、プロレス＝プロゲステロン、乱闘＝卵巣から分泌されるホルモン
精巣 …… 🥚（金玉）
テストステロン …… **テスト捨てるん**
乳房発育 …… 🔺↑
陰毛発生 …… 〃〃
初経 …… 🩸（血）
睾丸容積の増加 …… 🥚↑

> イラストや語呂のほかに、ダジャレなども使うと変化があり、記憶に残りやすいよ

陰茎の増大 …… 🍌↑
・陰茎をバナナでイメージさせる。
ひげの発生 …… 〰️
声変わり …… **変声**

マップに描き込む

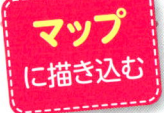

・「思春期」のラインを展開する。
・男女の変化を区別するために、ラインを色分けする。
・具体的な二次性徴を絵と関連づけながら、出現する順を追って展開していく。

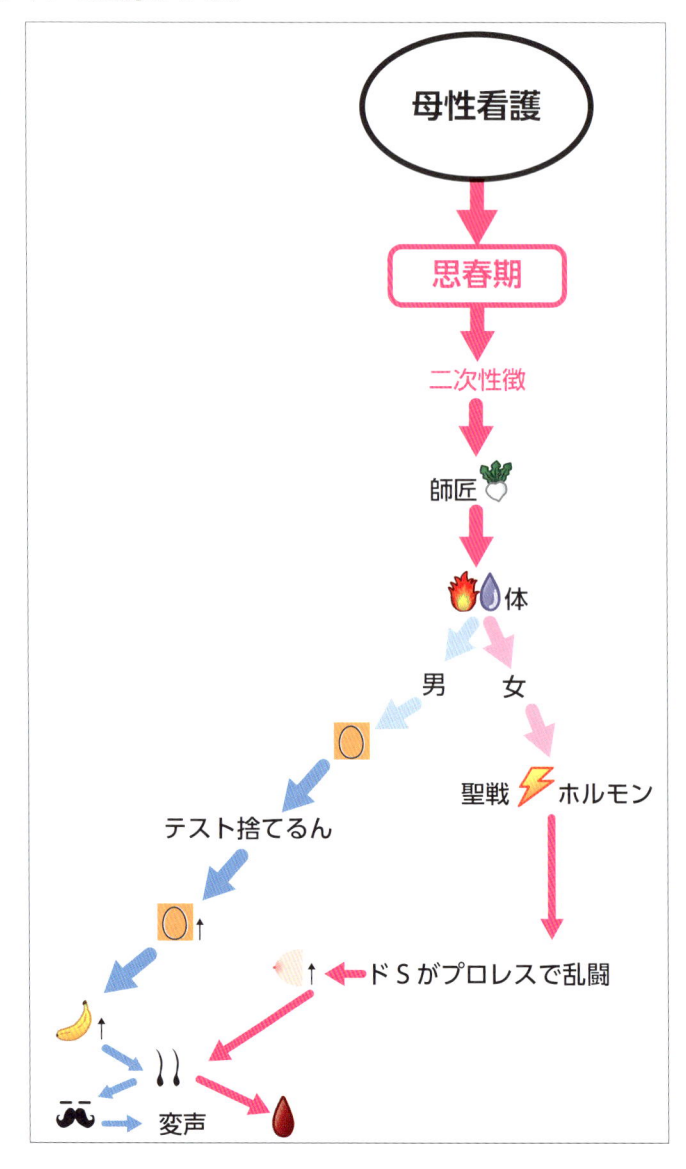

```
          母性看護
             ↓
           思春期
             ↓
           二次性徴
             ↓
          師匠 🥬
             ↓
         🔥💧体
          ↙    ↘
         男      女
         ↓       ↓
        ○    聖戦⚡ホルモン
         ↓            ↓
     テスト捨てるん      ↓
         ↓       ドSがプロレスで乱闘→🌸↑
        ○↑           ↓
      🍌↑  〰️     ↓↓
      〰️→変声       🩸
```

「母性看護」の電撃ネットワーク術　完成！

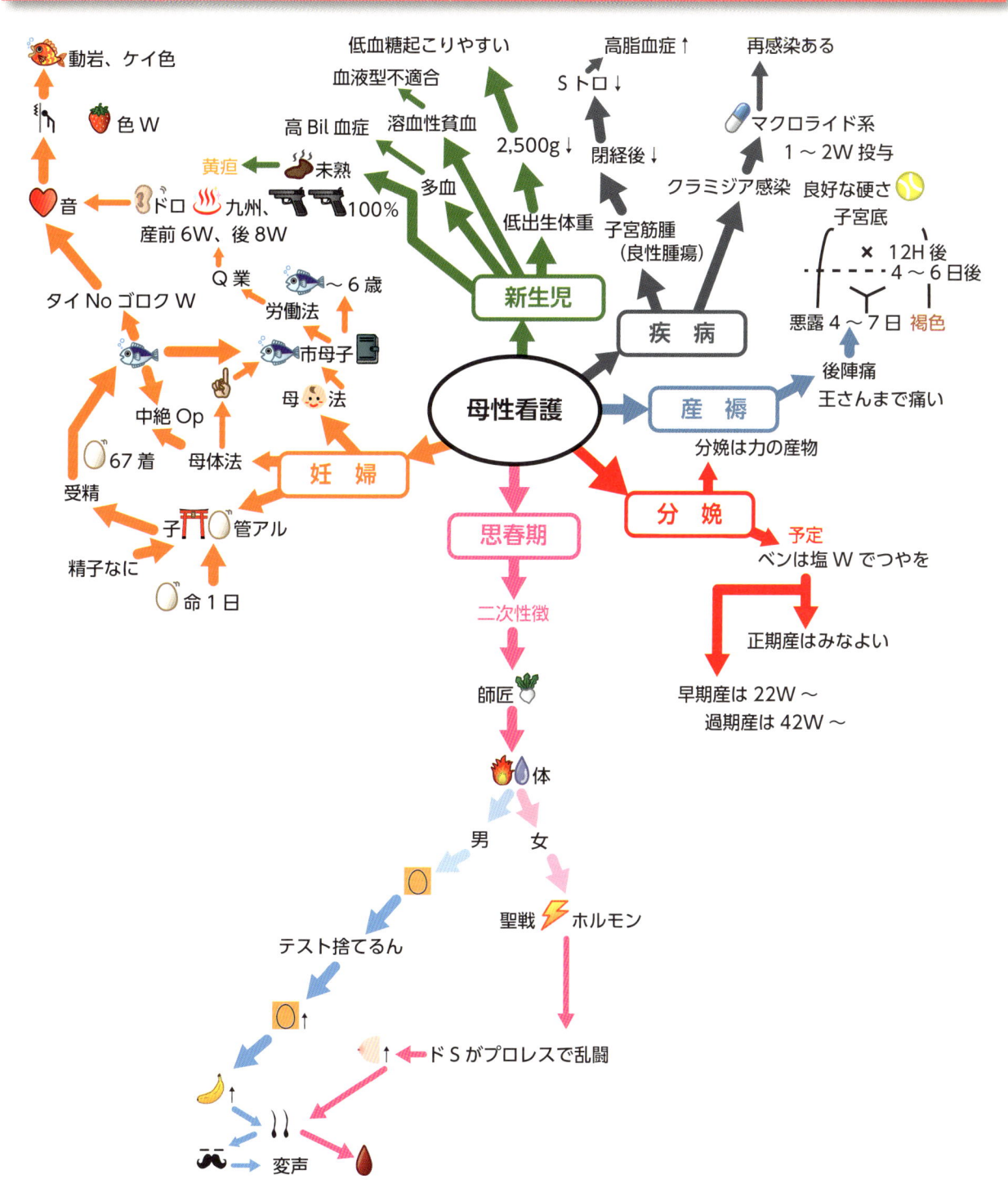

新生児
- 動岩、ケイ色
- 色W
- 黄疸 ← 未熟
- 高Bil血症
- 溶血性貧血
- 低血糖起こりやすい
- 血液型不適合
- 多血
- 2,500g↓ 低出生体重
- 音
- ドロ　九州、産前6W、後8W　100%

疾病
- 高脂血症↑
- Sトロ↓
- 閉経後↓
- 子宮筋腫（良性腫瘍）
- クラミジア感染
- 再感染ある
- マクロライド系 1〜2W投与

産褥
- 良好な硬さ
- 子宮底　×12H後　4〜6日後
- 悪露 4〜7日　褐色
- 後陣痛　王さんまで痛い
- 分娩は力の産物

妊婦
- タイNoゴロクW
- Q業　労働法　〜6歳
- 中絶Op　市母子
- 母　法
- 67着　母体法
- 子　管アル
- 受精
- 精子なに
- 命1日

分娩
- 予定
- ベンは塩Wでつやを
- 正期産はみなよい
- 早期産は22W〜
- 過期産は42W〜

思春期
二次性徴
- 師匠
- 火水体
- 男 / 女
- テスト捨てるん
- 聖戦⚡ホルモン
- ドSがプロレスで乱闘
- バナナ↑
- 変声

＊男女共同参画社会基本法は出題が少ない傾向にあるため、完成図からは削除しています。

「母性看護」練習マップ

前ページの完成図や次ページの表を参照しながら、色鉛筆などを使って記入してみましょう。

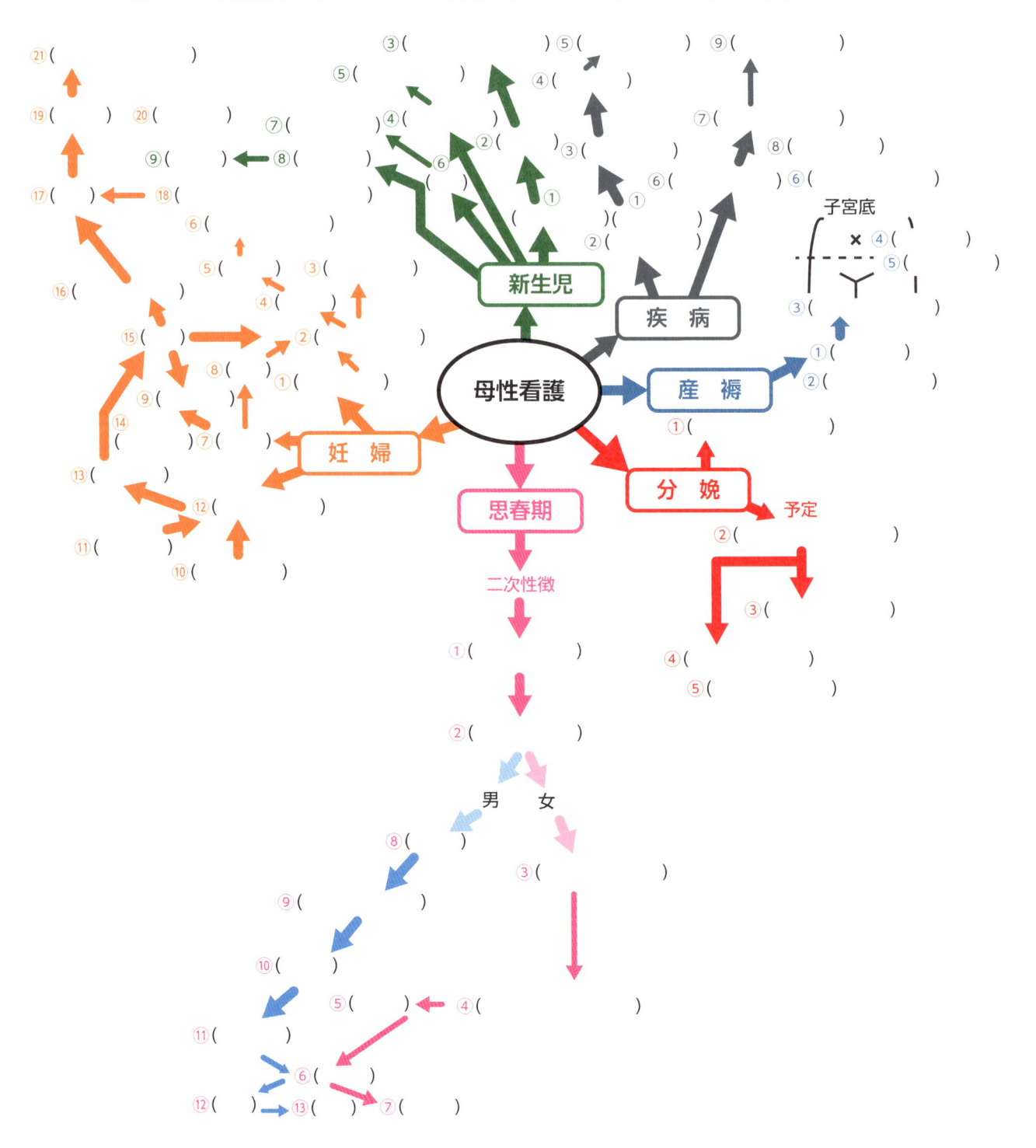

第 5 章　電撃ネットワーク術の実践②

> これはあくまでも参考のための例だよ。
> イメージをふくらませて自分なりの
> 工夫をしてみよう！

疾　病

①子宮筋腫	
②良性腫瘍	
③閉経後↓	閉経とともに減少する。
④Ｓトロ↓	エストロゲンが減少する。
⑤高脂血症↑	高脂血症を誘発する。
⑥クラミジア感染	
⑦ マクロライド系	マクロライド系抗菌薬
⑧1～2W投与	1～2週間投与
⑨再感染ある	

産　褥

①後陣痛	
②王さんまで痛い	産褥0～3日ごろまで続く痛み
③悪露4～7日褐色	産褥4～7日の悪露は褐色
④12H後	12時間後（分娩直後に子宮底は上昇し、12時間後には臍高となる）
⑤4～6日後	4～6日後（子宮底はで産褥後4～6日後に臍恥中央となる）
⑥良好な硬さ	子宮収縮の良好な状態は硬式テニスボールの硬さである。

分　娩

①分娩は　力の　産物	分娩の三要素は娩出力、産道、娩出物である（語呂合わせ）。
②ベンは塩Wでつやを	分娩予定日は最終月経の初日を0日として40週0日、すなわち280日である。
③正期産は　みな　よい	正期産は妊娠37週～妊娠41週
④早期産は22W～	早期産は22週～36週（「正期産37週～」がわかっていれば、あえて36週を表記しなくてもよい）
⑤過期産は42W～	過期産は42週～

思春期

①師匠	視床下部

② 🔥💧体		下垂体
③ 聖戦 ⚡ ホルモン		性腺刺激ホルモン
④ ドSがプロレスで乱闘		卵巣からエストロゲン、プロゲステロンが分泌される。
⑤ 🌰↑		乳房発育
⑥ 〃		陰毛発生
⑦ 💧		初経
⑧ ○		睾丸、精巣
⑨ テスト捨てるん		テストステロン
⑩ ○↑		睾丸容量の増加
⑪ 🍌↑		陰茎の増大（陰茎をバナナでイメージ）
⑫ 〰		髭の発生
⑬ 声変		声変わり

新生児

①低出生体重	
②2,500g↓	2,500g 未満
③低血糖起こりやすい	
④溶血性貧血	
⑤血液型不適合	
⑥多血	
⑦高Bil血症	高ビリルビン血症
⑧💨 未熟	肝機能が未熟である。
⑨黄疸	＊色文字で表現することで印象づけ記憶しやすくする。

妊　婦

①母 👶 法	母子保健法
②🐟市母子🚪	母子保健法により、母子健康手帳は市町村が交付する。
③🐟〜6歳	妊娠から6歳まで
④労働法	労働基準法
⑤Q業	休業

⑥	産前6W、後8W	「使用者は、6週間（多胎妊娠の場合は14週間）以内に出産する予定の女性が休業を請求した場合においては、そのものを就業させては、ならない」「産後8週間を経過しない女性を就業させてはならない」（労働基準法）
⑦	母体法	母体保護法
⑧	☝	指導
⑨	中絶Op	不妊手術、人工妊娠中絶は母体保護法で規定されている。
⑩	🥚命1日	卵子の受精能力は排卵後24時間である。
⑪	精子なに	精子の受精能力はおよそ72時間である。
⑫	子⛩🥚管アル	子宮卵管内はアルカリ性である。
⑬	受精	
⑭	🥚67着	卵は受精後6〜7日で子宮内膜に着床を開始する。
⑮	🐟	妊娠
⑯	タイNoゴロクW	胎嚢の確認ができるのは5〜6週ごろである。
⑰	❤音	胎児心音
⑱	👂ドロ♨九州、🔫🔫100%	胎児心音は超音波ドップラー法では9週目から確認でき、12週では100％確認できる。
⑲		胎盤
⑳	🍓色W	胎盤の完成は15〜16週である。
㉑	🐟動岩、ケイ色	胎動の自覚は初産婦で18週〜、経産婦では16週〜である。

「在宅看護」の電撃ネットワーク術

　在宅看護の目的は、地域で生活する療養者を支援することにあります。その対象者は全年齢層であり、幅広い疾患や状況に対応することが求められます。介護保険を利用している療養者も多いため、介護サービスとの調整や介護保険との関連も覚えておく必要があります。

　在宅看護では、以下のように「保険」と「疾病」に分けてマップを展開し、関連する知識や情報を上手に整理して覚えていきます。「介護の現状」についても把握していくとよいでしょう。

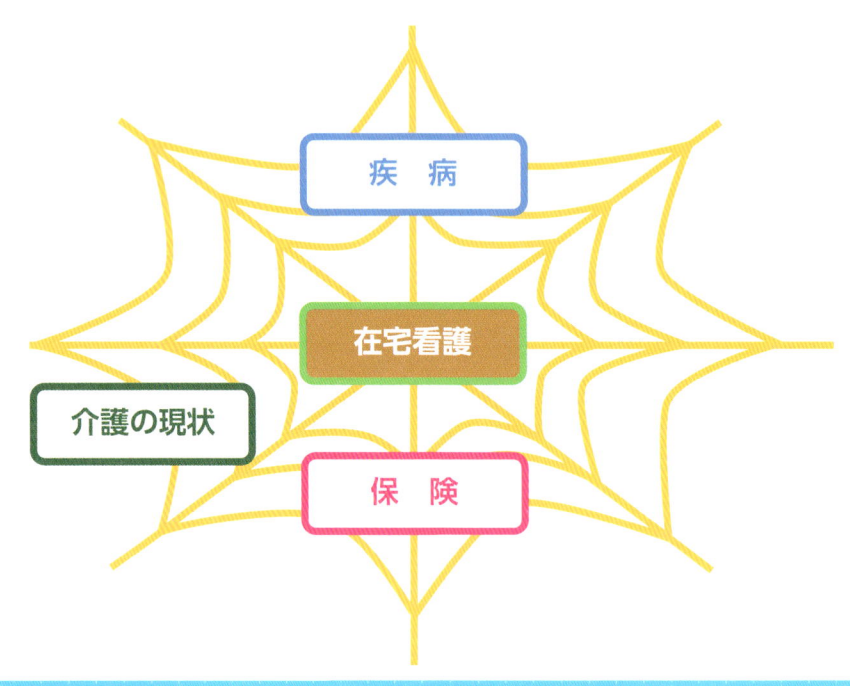

??「保険」に関する問題

問題1

問題	訪問看護ステーションで正しいのはどれか。 ①訪問看護ステーションは、健康保険法等の改正で創設された。 ②訪問看護ステーションは、看護職員が1人いれば開設できる。 ③訪問看護ステーションの構成員は、看護職員に限られている。 ④訪問看護ステーションの対象者は、老齢年金受給者である。
正解	①
解説	訪問看護ステーションは、1994年の健康保険法等の改正により創設された。その構成員は看護師のほか、准看護師、保健師、理学療法士、作業療法士、言語聴覚士らとなっている。構成員は、セラピストもいるが訪問看護ステーションの管理者は、常勤で保健師か看護師である。

第5章　電撃ネットワーク術の実践②

問題2

問　題	介護保険サービスにおいて保険者の給付割合で正しいのはどれか。 ①1割　　　　　　　　②3割 ③7割　　　　　　　　④9割
正　解	④
解　説	介護保険では保険者（市町村）が9割を負担している。

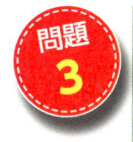

問題3

問　題	平成23（2011）年4月末における要介護度別認定者のうち最も多いのはどれか。 ①要支援1　　　　　　②要支援2 ③要介護1　　　　　　④要介護2
正　解	③
解　説	平成23（2011）年4月末における要介護度別認定者のうち最も多いのは要介護1で、91万人、次いで要介護2の90万1千人であった。

Let's Try! マップに描いてみよう！（問題1～3）

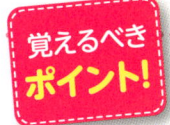

覚えるべきポイント！

・訪問看護ステーションは、1994年に健康保険法の改正に伴って創設された。
・訪問看護ステーションの開設には都道府県知事の許可が必要である。
・訪問看護ステーション開設に当たっての最低要件は、常勤看護職員2.5人以上と規定されている。訪問看護を利用するためには、主治医が交付する「訪問看護指示書」が必要である。よって問題には、指示書のことにはふれてないが、指示書の有効期限は最大6か月ということは、覚えてほしい内容である。訪問看護ステーションの管理者は、常勤の保健師か看護師である。
・訪問看護ステーションは、年齢・性別などに関係なく新生児から高齢者まで、居宅で継続して療養している人が対象者となる。また、2000年からは介護保険利用者も対象になった。
・介護保険サービスでは、保険者（市町村）は9割、利用者は1割負担となる。
・要介護認定者のうち最も多いのは要介護1である（平成23年度）。

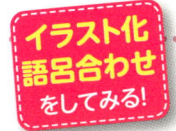

イラスト化語呂合わせをしてみる！

常勤看護職員2.5人以上　……　**ジョーNS2.5↑**
訪問看護ステーションの管理者は、常勤で保健師か看護師　……　**管理者**
保険者（市町村）は9割、利用者は1割負担　……　**保険者9：利用者1**

平成23年度の要介護認定者のうち最も多いのは要介護1 …… H23　**要介護1一番**

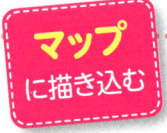

マップに描き込む
- 「保険」のラインに展開する。
- 医療保険と介護保険に分け、それぞれに関連する事柄を展開していく。

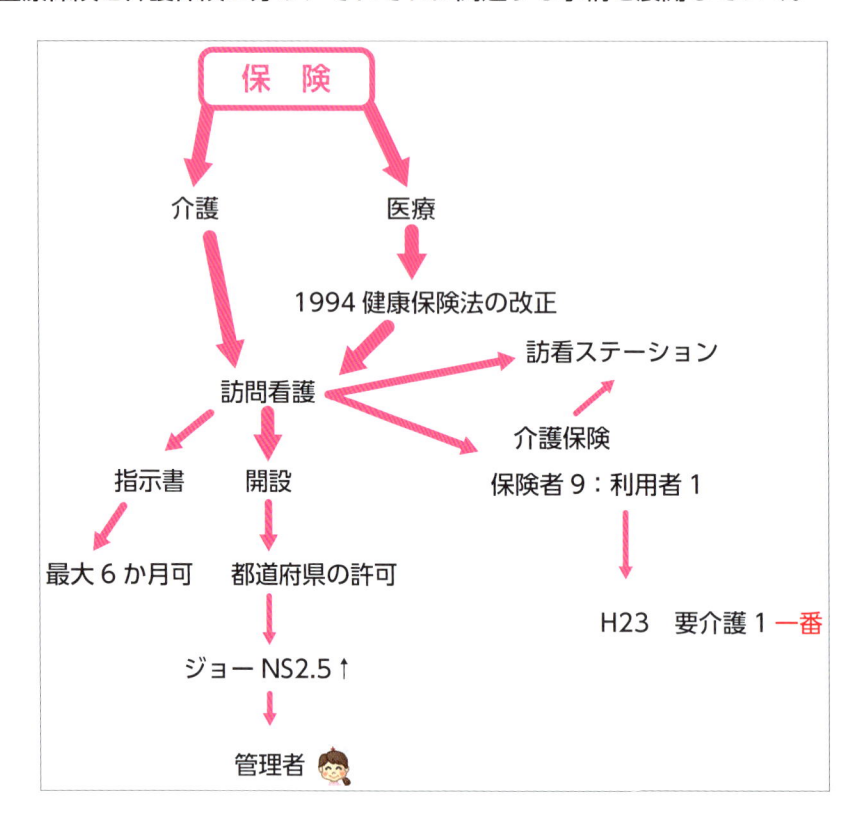

```
                    保　険
                  ／      ＼
                介護       医療
                 │          │
                 │    1994 健康保険法の改正
                 │          │
                 ↓          ↓         → 訪看ステーション
                 訪問看護 ←─────
                 ↓  ↓  ↓         ↘ 介護保険
              指示書 開設           保険者9：利用者1
                │   ↓                    ↓
            最大6か月可 都道府県の許可    H23　要介護1一番
                    ↓
                 ジョー NS2.5↑
                    ↓
                  管理者
```

❓❓「介護の現状」に関する問題

問題4

問題　介護の現状で正しいのはどれか。
① 同居では配偶者を介護する者が最も多い。
② 80歳以上の者が最も多い。
③ 5割の者が終日介護している。
④ 8割の者が3年以上介護している。

正解　①

解説　日本では、同居の配偶者が介護を担っている世帯が多く、高齢者が高齢者を介護する「老老介護」のケースも多くみられる。要介護者や介護者の状況、介護サービスの利用状況など、介護の現状について概要を把握しておきたい。

Let's Try! マップに描いてみよう！

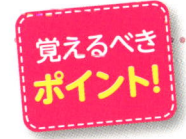

覚えるべきポイント！

- 同居の主な介護者は配偶者で 25.7%、次いで子が 20.9%（平成 22 年厚生労働省「国民生活基礎調査」）。
- 主な介護者の年齢は 60 ～ 69 歳が 29.3% と最も多く、次いで 50 ～ 59 歳が 26.6%（平成 22 年厚生労働省「国民生活基礎調査」）。
- ほとんど終日介護している人の割合は 22.8%（平成 22 年厚生労働省「国民生活基礎調査」）
- 3 年以上要介護状態にある人は 58.2%（平成 10 年厚生労働省「国民生活基礎調査」）

マップに描き込む

- 「介護の現状」からのラインに、円グラフを用いて関連した流れを作成する。

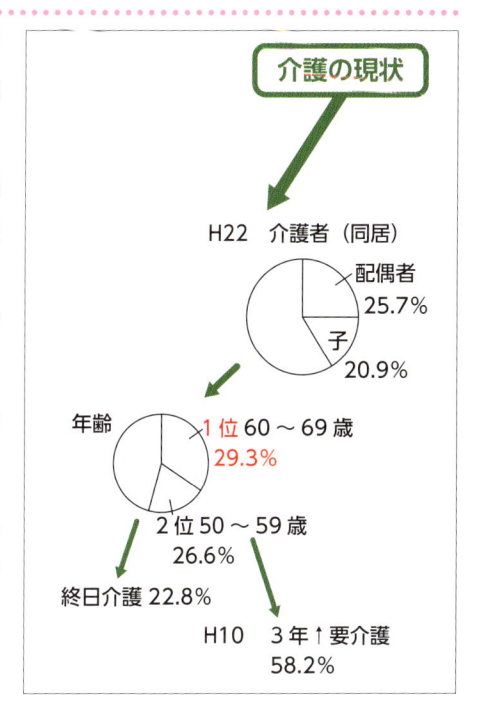

??「疾病」に関する問題

問題 5

問題 慢性閉塞性肺疾患における在宅酸素療法の目的で**誤っている**のはどれか。
① 運動耐容能の改善　　② 肺性心の進行の予防
③ CO_2 ナルコーシスの予防　　④ 精神状態の安定

正解 ③

解説 慢性閉塞性肺疾患（COPD）で呼吸機能が著しく低下した患者さんでは、十分な酸素を肺に送るために在宅酸素療法が必要になる。
①：負担にならない程度の運動をして行動範囲を広げていく。
②：肺性心は肺疾患が原因で右心系の肥大、拡大をきたした状態であり、その予防は重要である。
③：酸素投与により高炭酸ガス血症による CO_2 ナルコーシスが出現する可能性がある。
④：呼吸苦による不安状態が軽減されることで、精神状態の安定が図られる。

問題6

問題 在宅酸素療法中の独居高齢者への生活指導に関する記述として正しいのはどれか。
①同伴者がいなければ外出できない。
②酸素チューブの長さは 2m 以内とする。
③直火を使わない調理方法を選択する。
④動作時には浅い呼吸を頻回にする。

正解 ③

解説
①：携帯酸素ボンベの使用方法を指導すれば一人でも外出でき、QOL の向上にもつながる。
②：酸素チューブは、使用範囲を考えて必要な長さのものを準備する。酸素濃縮器（空気を吸気して高濃度の酸素を排気する機器）は火気から 2m 以上離す必要がある。
③：酸素は引火しやすいので、直火を使う調理方法は避け、電磁調理器の使用を勧める。
④：動作時には、ゆっくり大きな呼吸で有効な換気を行う。

Let's Try! マップに描いてみよう！（問題5, 6）

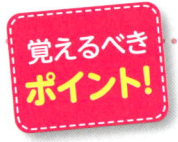

覚えるべきポイント！
- COPD では肺性心の進行が懸念される。
- 在宅酸素療法により肺性心を予防することが重要である。
- 高濃度の酸素を投与すると、高炭酸ガス血症による CO_2 ナルコーシスが出現するリスクがあるので注意が必要
- 携帯酸素ボンベを使用すれば、1人での外出も可能
- 動作時にはゆっくり大きく呼吸することで有効な換気が行える。
- 酸素濃縮器は火気から 2m 以上離す。
- 酸素は引火しやすいため、電磁調理器の使用を勧める。

イラスト化・語呂合わせをしてみる！
携帯酸素ボンベ …… O_2
火気から 2m 以上離す …… 🔥 2m 離す
CO_2 ナルコーシスに注意 …… CO_2 ナルコーシス ⚠

第5章 電撃ネットワーク術の実践②

マップに描き込む

・「疾病」の一項目として「COPD」のラインを展開する。
・COPDの治療に用いられる「在宅酸素療法」に関する事項を広げていく。

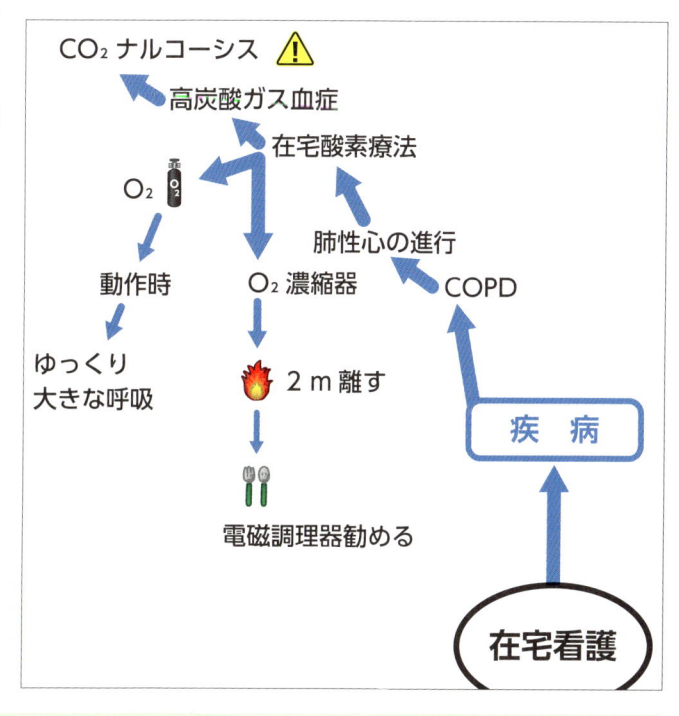

```
CO₂ナルコーシス ⚠
    ↑
高炭酸ガス血症
    ↑
  在宅酸素療法
    ↑
 肺性心の進行
    ↑
   COPD
    ↑
   疾 病
    ↑
  在宅看護

O₂ → 動作時 → ゆっくり大きな呼吸
O₂濃縮器 → 🔥2m離す → 電磁調理器勧める
```

問題 7

問題	ノルウェー疥癬と診断された在宅療養者の介護者への指導で適切なのはどれか。 ①療養者のケアには手袋を用いる。 ②入浴はデイサービスを利用する。 ③衣類は家族の者と一緒に洗ってよい。 ④かゆみには副腎皮質ステロイド剤を塗布する。
正解	①
解説	疥癬患者の介護では、感染予防を前提とした対策が必要になる。疥癬のなかでもノルウェー疥癬（過角化型疥癬）は、非常に感染力が強いことが知られている。 ①：ケア前後には手洗いを実施。長袖の予防着およびディスポーザブル手袋を着用する。 ②：他人への感染を避けるため、デイサービスの利用は避ける。治療開始から1〜2週間は隔離が必要である。 ③：患者の衣服は、家族のものとは分けて洗濯する。50℃で10分間の熱処理後に普通に洗濯するか、洗濯後に乾燥機を使用する。 ④：疥癬治療の基本は、殺ダニ薬に加えて、かゆみ止めとして抗ヒスタミン薬や抗アレルギー薬が用いられる。ステロイド外用剤は疥癬を悪化させることがあるため使用しない。

Let's Try! マップに描いてみよう！

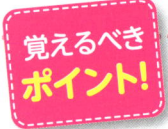

覚えるべきポイント！
- 疥癬患者を介護する際には、長袖の予防着およびディスポーザブルの手袋を着用する。
- 治療開始後1～2週間は隔離が必要である。
- 衣類の洗濯は、50℃で10分間の加熱処理後に行う。
- 治療には殺ダニ薬、抗ヒスタミン薬、抗アレルギー薬を使用する。
- ステロイド外用剤は使用しない。

イラスト化・語呂合わせをしてみる！

予防着 ……　🧥

ディスポーザブルの手袋 ……　🧤

50℃で10分間の加熱 ……　**50℃10分**（文字の色で熱を表現）

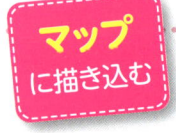

マップに描き込む
- 「疾病」の一項目として「疥癬」のラインを展開する。

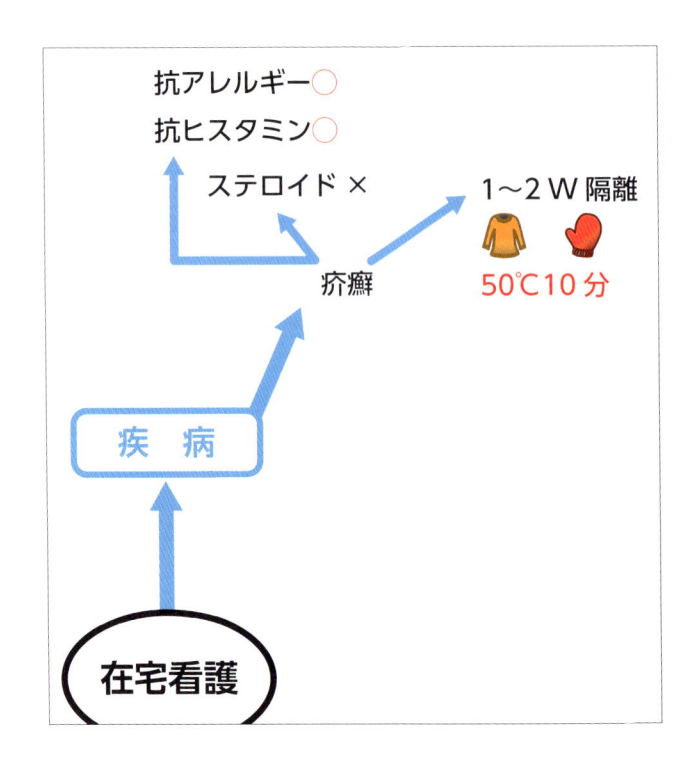

```
      抗アレルギー○
      抗ヒスタミン○
       ステロイド×        1～2W 隔離
           ↖     ↗     🧥 🧤
              疥癬       50℃10分
               ↑
             ┌────┐
             │疾 病│
             └────┘
               ↑
            ( 在宅看護 )
```

第5章　電撃ネットワーク術の実践②

「在宅看護」電撃ネットワーク術　完成！

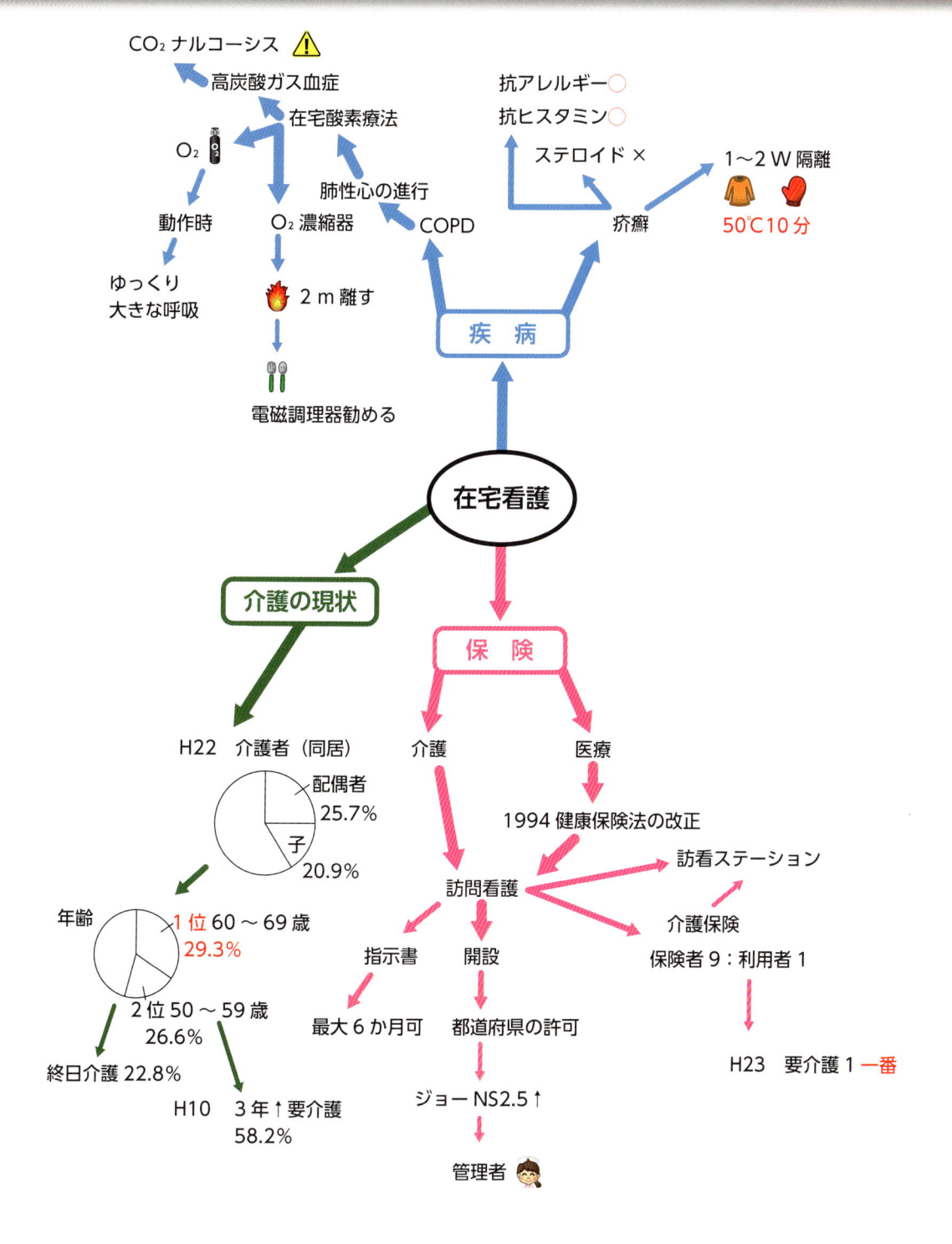

- CO₂ナルコーシス ⚠
- 高炭酸ガス血症
- 在宅酸素療法
- O₂
- 肺性心の進行
- 動作時
- O₂濃縮器
- COPD
- ゆっくり大きな呼吸
- 🔥 2m離す
- 電磁調理器勧める
- 抗アレルギー ◯
- 抗ヒスタミン ◯
- ステロイド ×
- 疥癬
- 1〜2W 隔離
- 50℃10分

疾病

在宅看護

介護の現状

保険

- H22 介護者（同居）
  - 配偶者 25.7%
  - 子 20.9%
- 年齢
  - 1位 60〜69歳 29.3%
  - 2位 50〜59歳 26.6%
- 終日介護 22.8%
- H10 3年↑要介護 58.2%

- 介護
- 医療
- 1994 健康保険法の改正
- 訪問看護
- 訪看ステーション
- 介護保険
- 指示書
  - 最大6か月可
- 開設
  - 都道府県の許可
  - ジョー NS2.5↑
  - 管理者
- 保険者9：利用者1
- H23 要介護1 一番

看護学生に贈る超絶記憶法　ラバルプーの電撃ネットワーク術　83

「在宅看護」練習マップ

前ページの完成図や次ページの表を参照しながら、色鉛筆などを使って記入してみましょう。

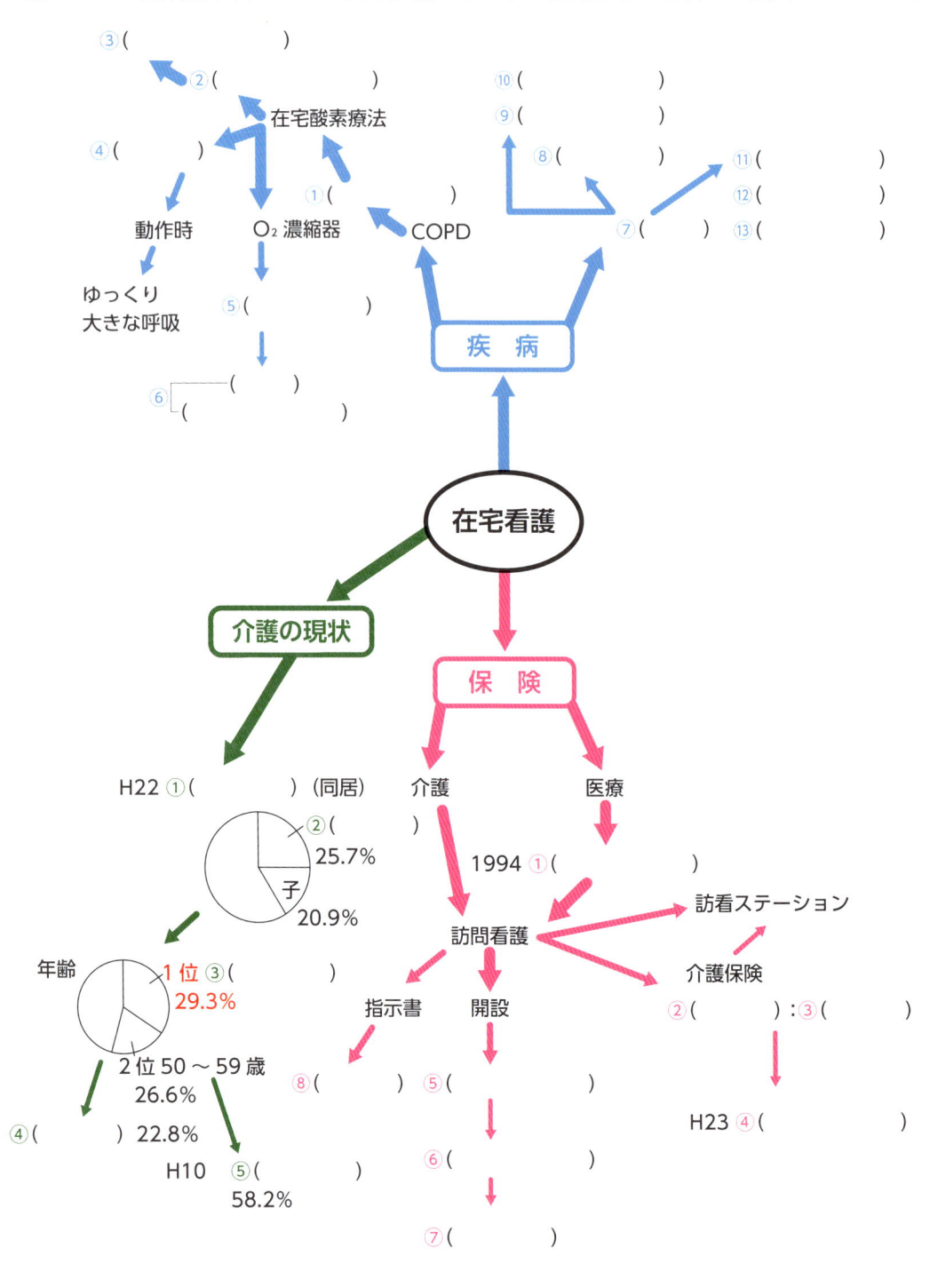

③ (　　　　　　　)
② (　　　　　　　)
在宅酸素療法
④ (　　　　)
⑩ (　　　　　　　)
⑨ (　　　　　　　)
⑧ (　　　　　)
⑪ (　　　　　　　)
① (　　　　　)
⑫ (　　　　　　　)
動作時　O₂濃縮器　COPD　⑦ (　　　　)　⑬ (　　　　　)

ゆっくり
大きな呼吸

⑤ (　　　　　)

⑥ (　　　　)
　 (　　　　　)

疾　病

在宅看護

介護の現状

保　険

介護　医療

H22 ① (　　　　　)（同居）
② (　　　)
25.7%
子
20.9%

1994 ① (　　　　　　)

訪問看護　訪看ステーション

年齢　1位 ③ (　　　　　)
29.3%

介護保険

指示書　開設

② (　　　) : ③ (　　　　)

2位 50〜59歳
26.6%

④ (　　)　22.8%

⑧ (　　　)　⑤ (　　　　　)

H23 ④ (　　　　　)

H10 ⑤ (　　　　)
58.2%

⑥ (　　　　)

⑦ (　　　　)

> これはあくまでも参考のための例だよ。
> イメージをふくらませて自分なりの
> 工夫をしてみよう！

保　険

①健康保険法の改正	
②保険者 9	介護保険サービスにおける保険者（市町村）の負担は 9 割
③利用者 1	介護保険サービスにおける利用者の負担は 1 割
④要介護 1 一番	平成 23（2011）年度における要介護認定者のうち最も多いのは要介護 1 である。
⑤都道府県の許可	
⑥ジョー NS2.5 ↑	常勤看護職員が 2.5 人以上（訪問看護ステーションの開設の最低要件）
⑦管理者	訪問看護ステーションの管理者は看護師
⑧最大 6 か月可	

介護の現状

①介護者	
②配偶者	
③60〜69 歳	
④終日介護	
⑤3 年↑要介護	3 年以上要介護

疾　病

①肺性心の進行	
②高炭酸ガス血症	
③CO_2 ナルコーシス ⚠	酸素投与時には高炭酸ガス血症による CO_2 ナルコーシスに注意する。
④O_2	携帯酸素ボンベ
⑤2m 離す	火気から 2m 以上離す。
⑥電磁調理器勧める	（在宅酸素療法中は）電磁調理器の使用を勧める。
⑦疥癬	
⑧ステロイド×	
⑨抗ヒスタミン〇	

⑩	**抗アレルギー⭕**	
⑪	**1〜2W 隔離**	1〜2週間隔離
⑫	👕 🧤	長袖の予防着およびディスポーザブルの手袋を着用する。
⑬	**50℃10分**	50℃で10分間熱処理

「精神看護」の電撃ネットワーク術

疾患名や症状など、聞きなれない用語が多く用いられることもあり、精神看護は学生たちにとって「難しい」「複雑で覚えにくい」領域のようです。精神看護では、疾患や治療に関する事柄に加え、患者さんがその人らしい生活を送るためのケアや指導、さらに患者さんを支える家族に対する援助にも目を向けて勉強することが求められます。

精神看護では、「疾病」「精神保健」「発達危機」の3つの項目に分けて覚えていくのがよいでしょう。

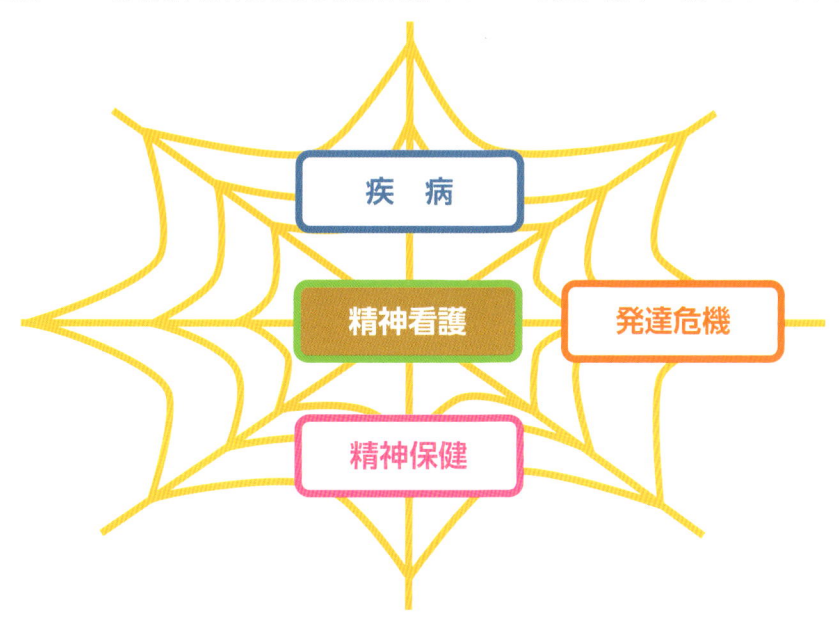

「発達危機」に関する問題

問題1

問題
以下の組合せのうち**適切でない**のはどれか。
①学童期————モラトリアム
②思春期————登校拒否
③壮年期————ワーカホリック
④老年期————喪失体験

正解 ①

解説 発達危機（乳児期から老年期まで、ライフステージのある時期に起こりうると予測される危機）に関する問題。学童期に起こりやすい問題は注意欠陥多動性障害（ADHD）や引きこもりなど。モラトリアムは　青年期における危機とされている。発達危機は出題されることも多いので、ライフステージごとに予測される危機について覚えておきたい。

Let's Try! マップに描いてみよう！

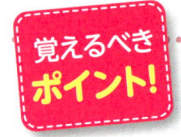

覚えるべきポイント！

- 乳幼児期：母子分離不安
- 幼児期：第1次反抗期
- 学童期：注意欠陥多動性障害、不登校
- 思春期：第2次反抗期、摂食障害
- 青年期：スチューデントアパシー（学生無気力症）、モラトリアム（一時停止期間のこと。社会的な責任を負う役割を猶予されている状態）、青い鳥症候群（理想を求めて職場を転々とする状態）、ピーターパン症候群（成長することを拒む男性）、シンデレラコンプレックス（男性に高い理想を追い求める女性の依存的願望）
- 成人期：燃え尽き症候群、ワーカホリック（仕事中毒）、サンドイッチ症候群、空の巣症候群（生きがいの喪失）など
- 老年期：喪失体験、孤独

イラスト化語呂合わせをしてみる！

乳幼児期：母子分離不安 …… 期：母子分離不安

幼児期：第1次反抗期 …… 期：第1反

学童期：注意欠陥多動性障害、不登校 …… 期：⚠欠陥多動性障害、不📄

思春期：第2次反抗期、摂食障害 …… 期：第2反、🍴障害

青年期： …… 期：

スチューデントアパシー（学生無気力症） …… スチューデント🐵
- アパシー→チンパンジーの絵「🐵」で印象づける。

学生無気力症 …… 無💪
- カ→カこぶの絵「💪」で印象づける。

モラトリアム …… 一時🛑
- モラトリアムの意味する「一時停止期間」を表現

青い鳥症候群 …… 🐦症候群
- 青い鳥の絵🐦を用いて印象づける。

ピーターパン症候群 …… 🧝症候群（社会責任イヤ）
- ピーターパンの絵「🧝」を用いるとともに、その意味として「（社会責任イヤ）」などと添えてもよい。

シンデレラコンプレックス …… 👠コンプレックス
- シンデレラのガラスの靴の絵「👠」を用いるとともに、その意味として「（♂に高い理想を求める）」などと添えてもよい。

第5章 電撃ネットワーク術の実践②

成人期：👨 期：
燃え尽き症候群 …… 🔥 症候群
・燃え尽き→炭の絵「🔥」で表現する。
ワーカホリック（仕事中毒） …… ワーカホリック（仕事中毒）
・その意味を印象づけられる絵として「仕事」を用いた。
サンドイッチ症候群 …… 🥪 症候群
・サンドイッチの絵「🥪」を用いて印象づける。
空の巣症候群 …… ☁ の巣症候群
・空（カラ）→空（ソラ）の絵「☁」を用いるとともに、その意味を「（生きがい喪失）」と添えて覚える。
老年期：…… 👴 期：
喪失体験、孤独は、そのまま記載

> 自分に合った覚え方を自分で考えることが大切だよ。

マップに描き込む

・「発達危機」の項目として、各ライフステージを追って展開していく。

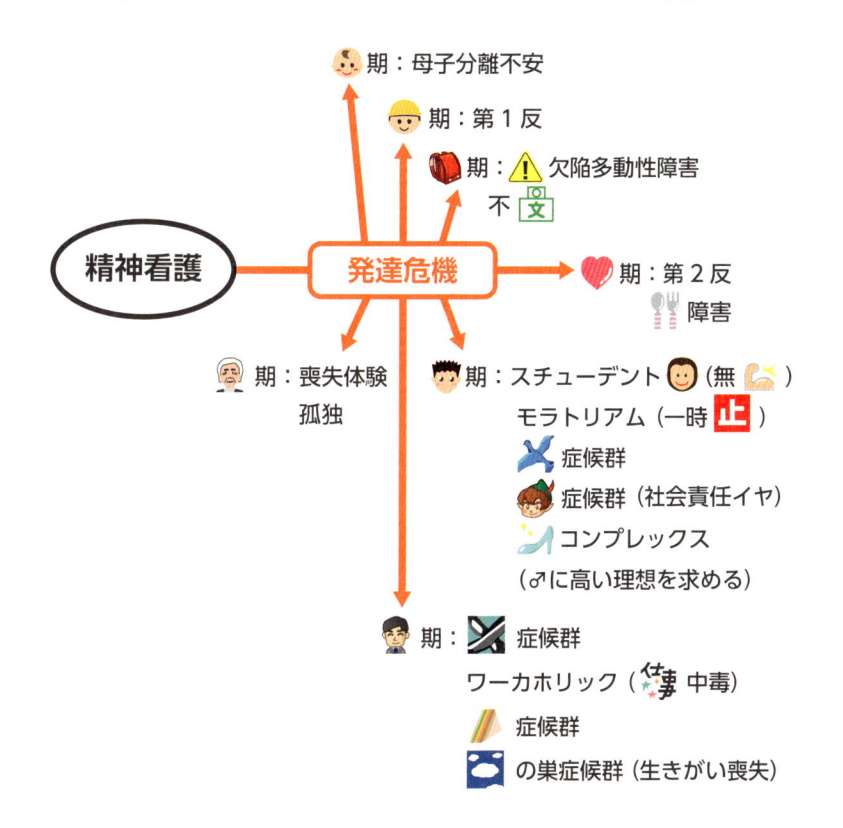

👶 期：母子分離不安
👷 期：第1反
🎒 期：⚠ 欠陥多動性障害
　　　不📄

精神看護 → 発達危機

❤ 期：第2反
🍴 障害

👴 期：喪失体験　孤独

👨 期：スチューデント😐（無💪）
モラトリアム（一時 止）
✈ 症候群
🧝 症候群（社会責任イヤ）
👠 コンプレックス
（♂に高い理想を求める）

👨 期：🔥 症候群
ワーカホリック（仕事 中毒）
🥪 症候群
☁ の巣症候群（生きがい喪失）

❓❓「疾病」に関する問題

問題2

問題 精神疾患と神経伝達物質の組合せで関係が深いのはどれか。
①統合失調症————————ドーパミン
②アルツハイマー型認知症————セロトニン
③神経症————————アドレナリン
④うつ病————————アセチルコリン

正解 ①

解説 精神疾患の発症に関連する神経伝達物質についての問題。統合失調症の原因については、ドーパミンの関与が有力とされている。
主な精神疾患について、発症原因として有力視されている物質を覚えておきたい。

Let's Try! マップに描いてみよう！

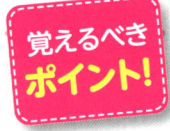

覚えるべきポイント！
- 統合失調症の発症には、ドーパミンの関与が有力とされている。
- アルツハイマー型認知症の発症には、β-アミロイドの関与が有力とされている。
- 神経症の発症には、セロトニンなどが関与しているとの指摘がある。
- うつ病の発症は、モノアミン作動性神経系とアセチルコリン作動性神経系とのアンバランスによるという説がある。

イラスト化・語呂合わせをしてみる！

統合失調症とドーパミン …… **統？パミン**
- ドーパミンと統合失調症の「とう」を足し、ダジャレで印象づける。

アルツハイマー型認知症とβ-アミロイド …… **アルツ 👅 アミロイド**
- 舌の絵「👅」でベータを表現して印象づける。

神経症とセロトニン …… **神セロトニン**

うつ病とアセチルコリン …… **うつ汗散るコリン**
- アセチルを「汗散る」とダジャレで印象づける。

マップに描き込む

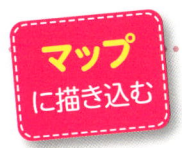

・「疾病」の項目として主な精神疾患と、その原因として有力視されている物質を関連づけて展開していく。

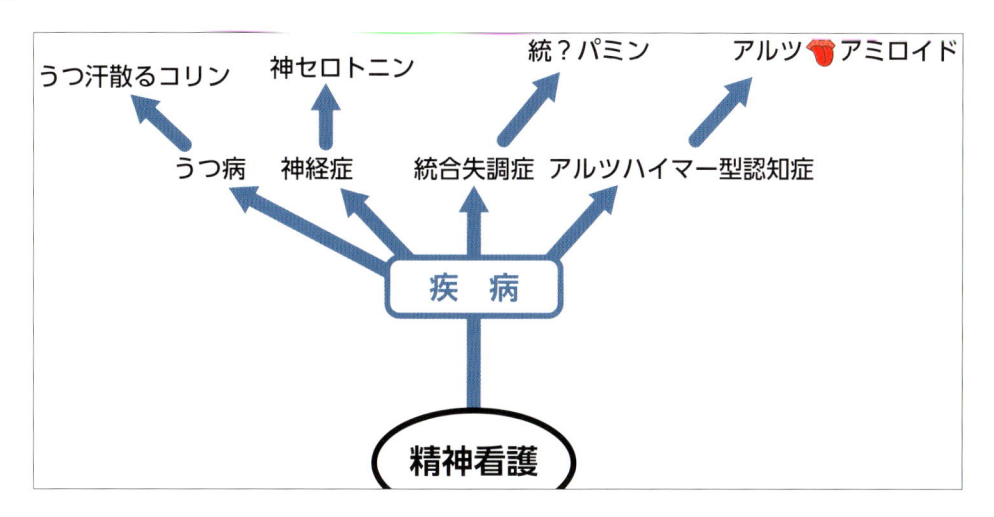

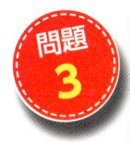

```
うつ汗散るコリン   神セロトニン   統？パミン   アルツ👅アミロイド
      ↑              ↑             ↑              ↑
    うつ病          神経症       統合失調症   アルツハイマー型認知症
         ↖           ↑            ↑            ↗
                       ( 疾 病 )
                          ↑
                      ( 精神看護 )
```

問題 3

問 題	躁状態でよくみられる症状はどれか。**2つ選べ**。 ①誇大妄想　　　　　　　②罪業妄想 ③観念奔逸　　　　　　　④予期不安 ⑤行動制止
正 解	①，③
解 説	精神疾患でみられる症状についての問題。主な症状の特徴と、疾患との関連を覚えておきたい。

Let's Try! マップに描いてみよう！

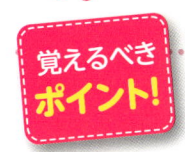

覚えるべきポイント！

・誇大妄想とは、自分を過大に評価すること。躁状態で多くみられる。
・罪業妄想とは、自分は罪深い存在であると自分を責めること。うつ病でよくみられる。
・観念奔逸とは、アイデアが次から次へと湧き出てくるために思考が逸れて話がずれ、目的を見失ってしまう状態。躁状態でよくみられる。
・予期不安とは、発作など過去に経験した不安や恐怖を思い出し、また同じことが起こりそうだと不安に感じる状態。うつ病や強迫神経症でみられる。

・行動制止とは、家族や人との付き合いなど日常の生活行動につらさを感じ、行動できなくなる状態。うつ病でみられる。

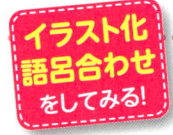

イラスト化 語呂合わせ をしてみる!

過大評価 …… **過大評価**
・「過」の文字を強調して印象づける。
自分は罪深い …… 👤 **は、罪深**
アイデアが湧き出て話がずれる …… **思考アイデア 🫖 話ズレル**
・湧き出る→やかんの沸騰を絵「🫖」で表現する。
起こりそうだと不安に感じる …… **不安にかられる**
人との付き合いなどにつらさを感じ行動できなくなる …… **人と接：辛い、行動×**

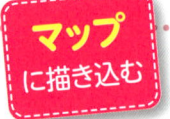

マップ に描き込む

・「疾病」から展開した各疾患と関連づけて展開していく。

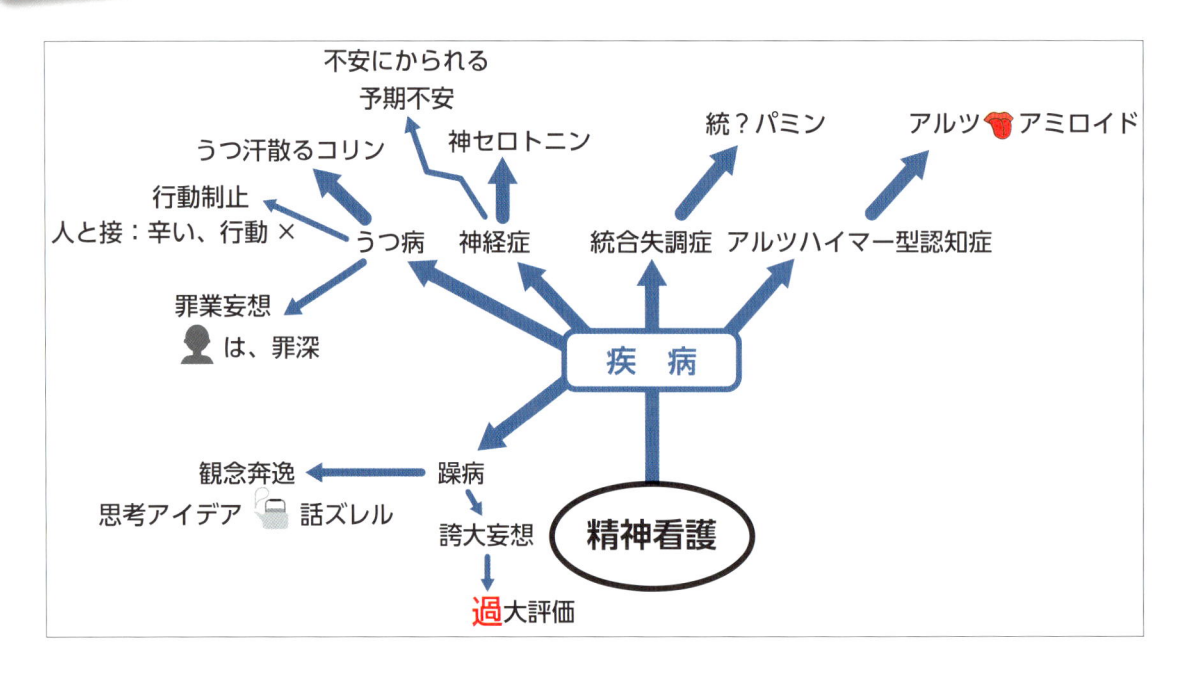

```
                不安にかられる
                予期不安
  うつ汗散るコリン          統？パミン    アルツ👅アミロイド
                神セロトニン
  行動制止
  人と接：辛い、行動×
          うつ病  神経症   統合失調症  アルツハイマー型認知症
    罪業妄想
    👤 は、罪深
                              疾 病
      観念奔逸 ← 躁病
      思考アイデア 🫖 話ズレル          精神看護
                  誇大妄想
                  過大評価
```

第5章　電撃ネットワーク術の実践②

問題 4

問　題	統合失調症の陰性症状はどれか。 ①作為体験　　　　　②感情鈍麻 ③滅裂思考　　　　　④被害妄想
正　解	②
解　説	統合失調症の症状には、陽性症状と陰性症状がある。それぞれ幅広い症状が含まれるが、主なものを覚えておくようにする。

Let's Try! マップに描いてみよう！

覚えるべきポイント！

- 統合失調症の陽性症状：妄想（被害妄想、関係妄想など）、幻覚、緊張病症状、滅裂思考、作為体験など
- 統合失調症の陰性症状：感情鈍麻、感情平板化、思考の貧困化、意欲低下、離人体験など

イラスト化・語呂合わせをしてみる！

陽性症状 …… 陽　妄想、幻覚、緊張、作為体験 など　　　　色文字を用いて印象づける。
陰性症状 …… 陰　感情鈍麻、感情平板化、意欲低下 など

統合失調症に現れやすい症状

…… **とうとう、トンマな理事と寒い　関係もつ**
　　　①　　　②　　　③　　④　　⑤

- ①統合失調症・②感情鈍麻・③離人体験・④作為体験・⑤関係妄想の語呂合わせ。陽性症状＝赤、陰性症状＝青と色分けして覚えるのもよい。

色のもつイメージを上手に利用するのも効果的だね。

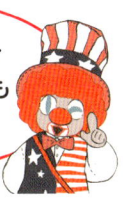

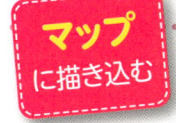

マップに描き込む

- 「疾病」から展開した「統合失調症」に関連づけていく。

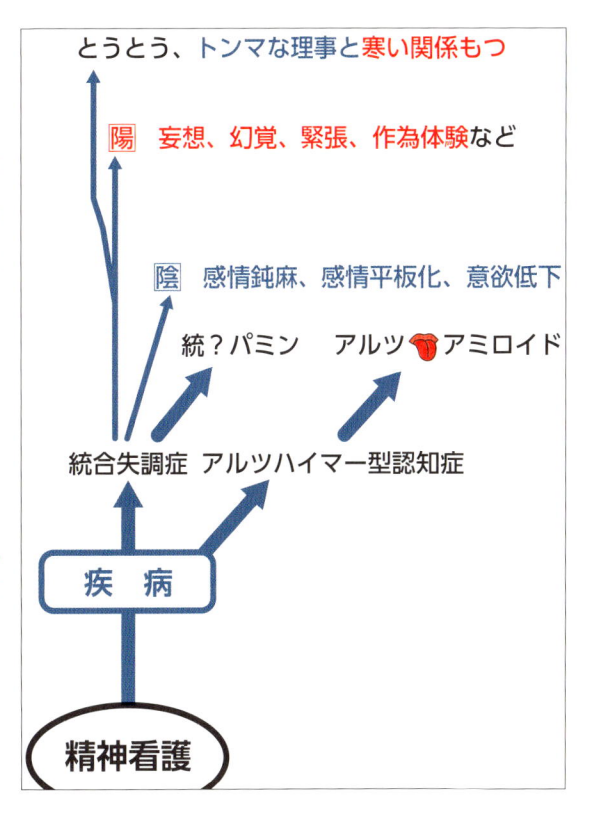

（マップ図）
とうとう、トンマな理事と寒い関係もつ
陽　妄想、幻覚、緊張、作為体験 など
陰　感情鈍麻、感情平板化、意欲低下
統？パミン　アルツ👅アミロイド
統合失調症　アルツハイマー型認知症
疾　病
精神看護

「精神保健」に関する問題

問題5

問題 入院時、精神保健及び精神障害者福祉に関する法律で必要な告知事項はどれか。
①入院形態　　　　②病　名
③入院費用　　　　④入院期間

正解 ①

解説 精神保健及び精神障害者福祉に関する法律（精神保健福祉法）では、精神疾患患者さんが入院する際には入院形態について本人に書面で通知することが定められている。病名や入院期間および費用についての告知は定められていない。

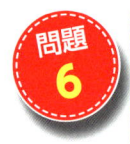

問題6

問題 自殺企図のため、患者本人の同意は得られないが保護者の同意を得て入院した場合の入院形態はどれか。
①応急入院　　　　②措置入院
③医療保護入院　　④任意入院

正解 ③

解説 精神科の入院形態については、精神保健福祉法によって「任意入院」「措置入院」「緊急措置入院」「医療保護入院」「応急入院」が規定されている。それぞれの内容を把握しておく必要がある。

Let's Try! マップに描いてみよう！（問題5, 6）

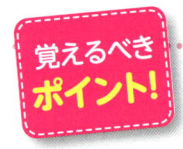

覚えるべきポイント！

- 精神疾患患者さんが精神科病院に入院する場合、入院形態について本人に書面で告知しなければならない。
- 「応急入院」は、緊急を要するものの保護者の同意を得ることができない場合に行われる入院形態。本人の同意がなくても72時間に限り入院させることができる。
- 「措置入院」は、自身を傷つけたり他人を害したりするおそれがあると精神保健指定医2人以上の診察結果が一致した場合、都道府県知事の名のもとに行われる入院形態
- 「医療保護入院」は、保護義務者の同意による入院の形態
- 「任意入院」は、本人の意思による入院形態

第5章 電撃ネットワーク術の実践②

イラスト化 語呂合わせ をしてみる!

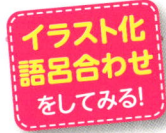

書面で入院形態について告知する …… 📖 で形態告知

「応急入院」本人の同意がなくても72時間に限り入院させることができる
…… 同意なし 72h ◎

「措置入院」自身を傷つけたり他人を害したりするおそれがあると精神保健指定医2人以上の診察結果が一致した場合、都道府県知事の名のもとに …… 🔪 Dr. Dr. ↑ 🩺 都道府県

「医療保護入院」保護義務者の同意 …… 👩👨 保護者同意

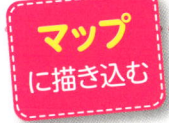

「任意入院」本人の意思 …… 👤 本人の意思

マップ に描き込む

・「精神保健」のライン上に展開していく。

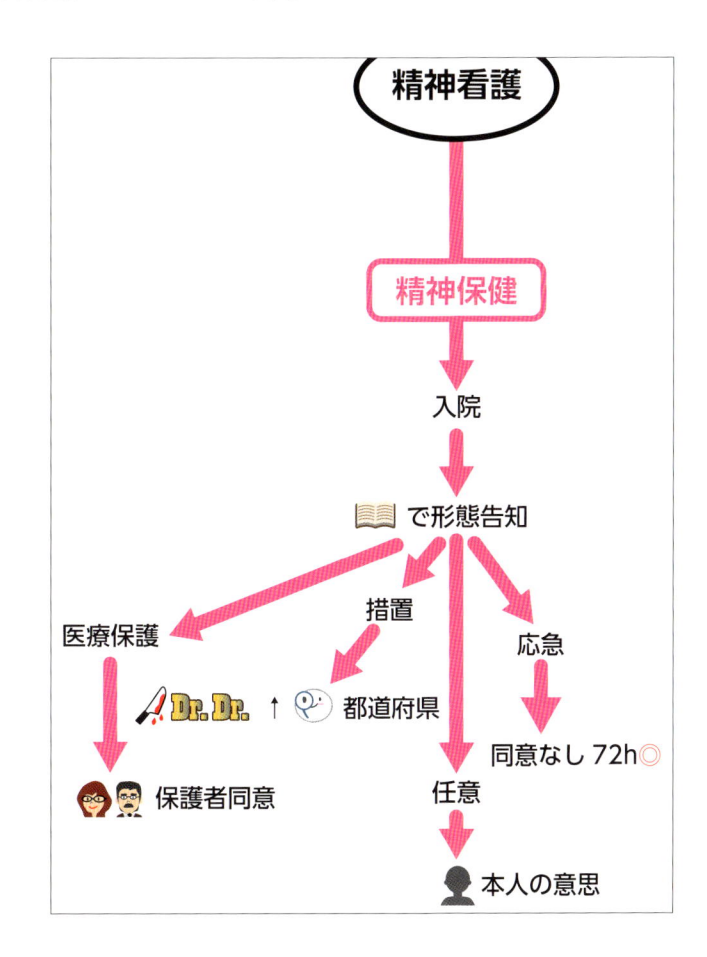

```
                精神看護
                   ↓
                精神保健
                   ↓
                  入院
                   ↓
              📖 で形態告知
         ↙      ↓       ↘
     医療保護   措置       応急
        ↓       ↓          ↓
        🔪Dr.Dr.↑🩺都道府県  同意なし72h◎
        ↓              任意
    👩👨保護者同意         ↓
                    👤本人の意思
```

「精神看護」の電撃ネットワーク術　完成！

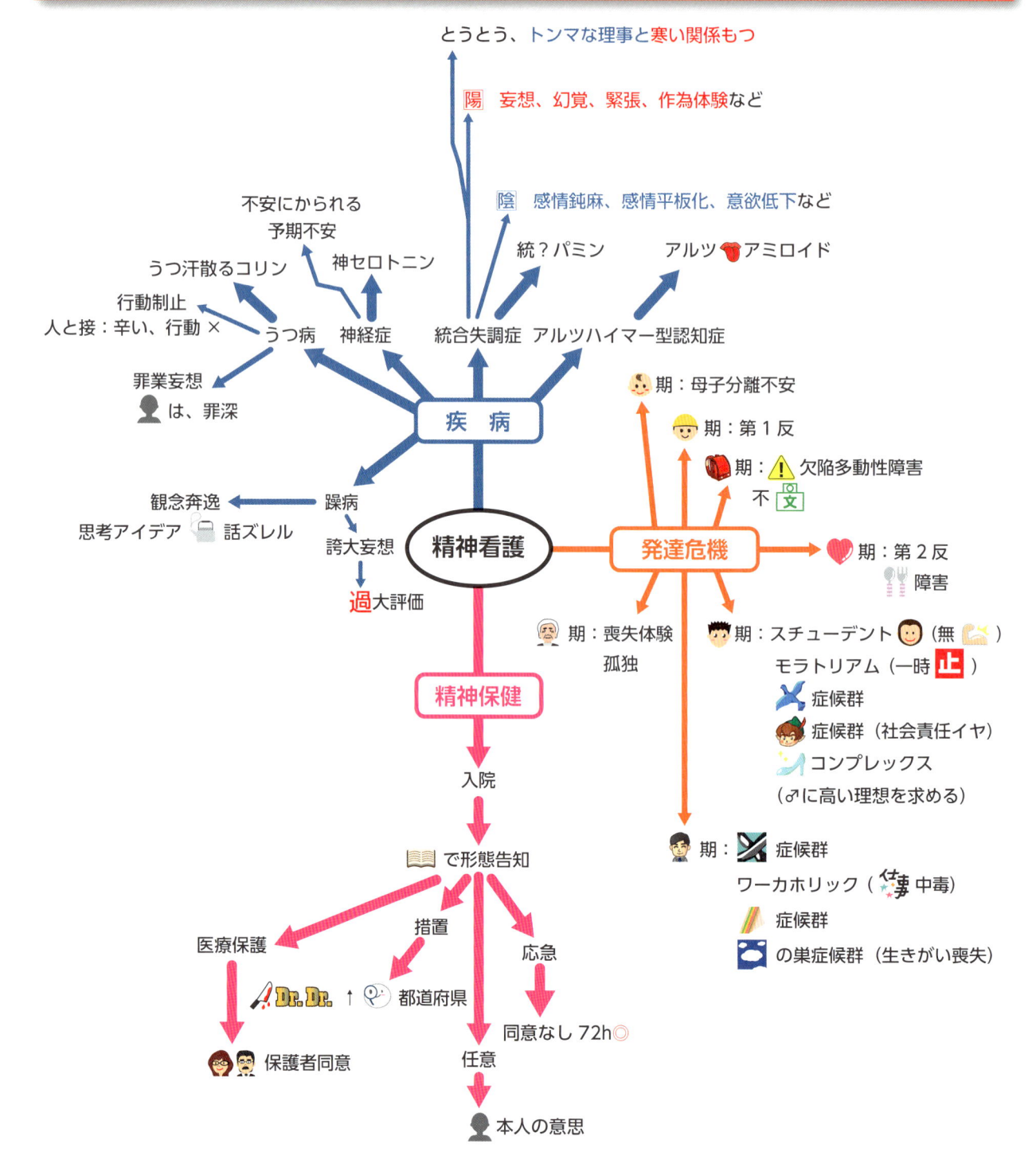

とうとう、トンマな理事と寒い関係もつ

陽　妄想、幻覚、緊張、作為体験など

陰　感情鈍麻、感情平板化、意欲低下など

- 不安にかられる
- 予期不安
- うつ汗散るコリン　神セロトニン
- 統？パミン
- アルツ アミロイド

行動制止
人と接：辛い、行動 ×

- うつ病　神経症　統合失調症　アルツハイマー型認知症

罪業妄想
は、罪深

疾病

発達危機

- 期：母子分離不安
- 期：第1反
- 期：欠陥多動性障害　不 文
- 期：第2反　障害
- 期：喪失体験　孤独
- 期：スチューデント（無　）
  モラトリアム（一時 止）
  症候群
  症候群（社会責任イヤ）
  コンプレックス
  （♂に高い理想を求める）
- 期：症候群
  ワーカホリック（仕事中毒）
  症候群
  の巣症候群（生きがい喪失）

観念奔逸
思考アイデア　話ズレ

躁病
誇大妄想
過大評価

精神看護

精神保健

入院

で形態告知

- 医療保護
- 措置
- 応急

Dr.Dr. ↑ 都道府県

保護者同意

同意なし 72h ◯

任意

本人の意思

「精神看護」練習マップ

前ページの完成図や次ページの表を参照しながら、色鉛筆などを使って記入してみましょう。

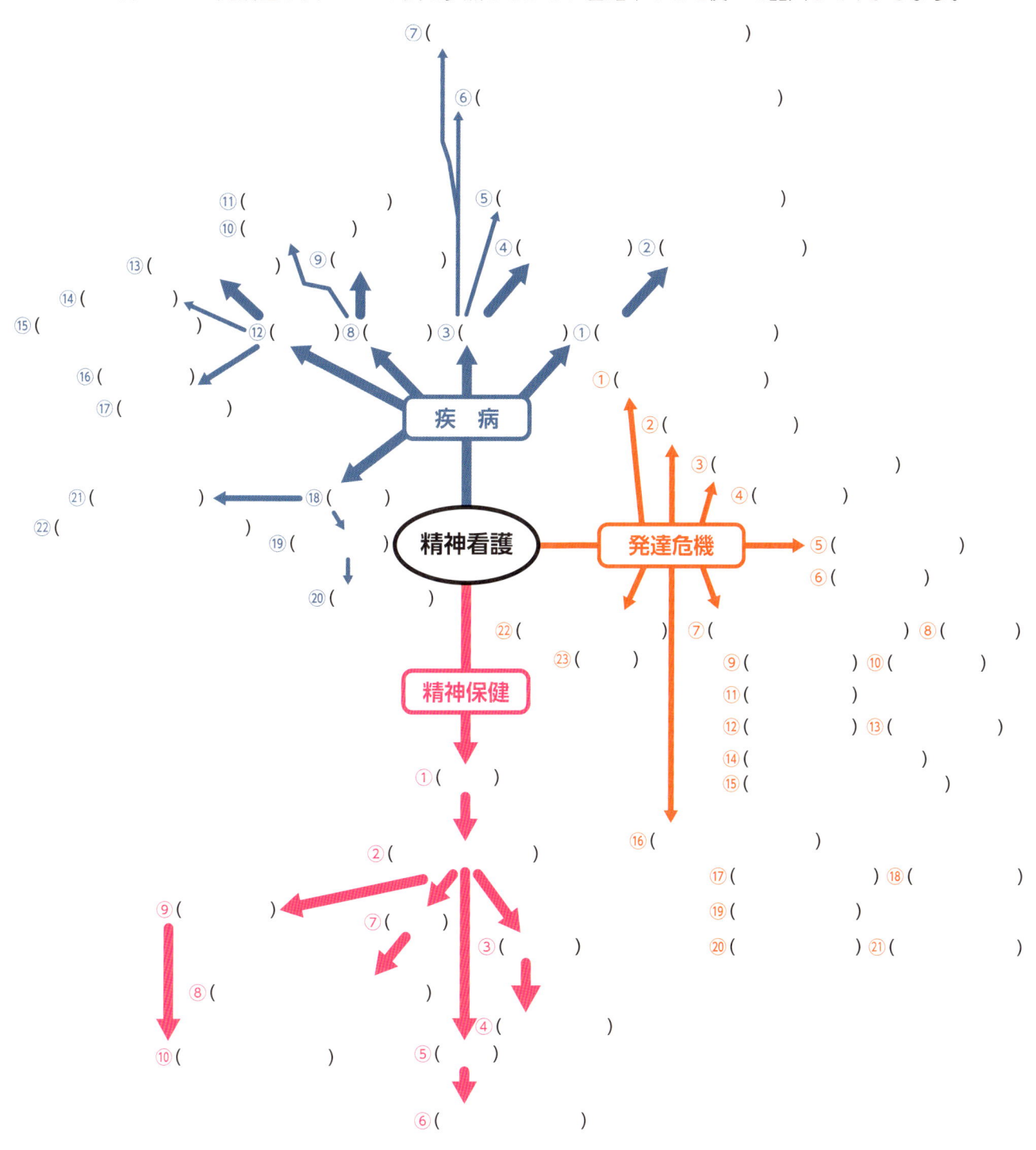

⑦ (　　　　　　　　　　　　)
⑥ (　　　　　　　　　　　　)
⑤ (　　　　　　　　　　　　)
④ (　　　　　　　　　　　　) ② (　　　　　　　　　　　　)
⑪ (　　　　　)
⑩ (　　　　　)
⑨ (　　　　　)
⑬ (　　　　　)
⑭ (　　　　　)
⑮ (　　　　　) ⑫ (　　　　) ⑧ (　　　　) ③ (　　　　) ① (　　　　)
⑯ (　　　　　)
⑰ (　　　　　)

疾　病

⑦ (　　　　　)
⑩ (　　　　　)
② (　　　　　)
③ (　　　　　)
④ (　　　　　)

精神看護 ── **発達危機** → ⑤ (　　　　　)
⑥ (　　　　　)
⑦ (　　　　　) ⑧ (　　　　　)

㉑ (　　　　　) ⑱ (　　　　　)
㉒ (　　　　　)
⑲ (　　　　　)
⑳ (　　　　　)

㉒ (　　　　　)
㉓ (　　　　　)
⑨ (　　　　　) ⑩ (　　　　　)
⑪ (　　　　　)
⑫ (　　　　　) ⑬ (　　　　　)
⑭ (　　　　　)
⑮ (　　　　　)

精神保健

⑯ (　　　　　)

⑰ (　　　　　) ⑱ (　　　　　)
⑲ (　　　　　)
⑳ (　　　　　) ㉑ (　　　　　)

① (　　　　　)

② (　　　　　)
⑨ (　　　　) ⑦ (　　　　)
⑧ (　　　　) ③ (　　　　　)
⑩ (　　　　) ④ (　　　　　)
⑤ (　　　　　)
⑥ (　　　　　)

> これはあくまでも参考のための例だよ。
> イメージをふくらませて自分なりの
> 工夫をしてみよう!

疾　病		
①アルツハイマー型認知症		
②アルツ 👅 アミロイド		アルツハイマー型認知症とβ－アミロイド
③統合失調症		
④統？パミン		統合失調症の発症にはドーパミンの関与が有力とされている。
⑤陰　感情鈍麻、感情平板化、意欲低下など		統合失調症の陰性症状：感情鈍麻、感情平板化、思考の貧困化、意欲低下など
⑥陽　妄想、幻覚、緊張、作為体験など		統合失調症の陽性症状：妄想、幻覚、緊張病症状、滅裂思考、作為体験など
⑦とうとう、トンマな理事と寒い関係もつ		統合失調症に現れやすい症状（統合失調症・感情鈍麻・離人体験・作為体験・関係妄想の語呂合わせ）
⑧神経症		
⑨神セロトニン		神経症の発症には、セロトニンなどが関与しているとの指摘がある。
⑩予期不安		
⑪不安にかられる		
⑫うつ病		
⑬うつ汗散るコリン		うつ病とアセチルコリン
⑭行動制止		
⑮人と接：辛い、行動×		人とのつき合いなどにつらさを感じ行動できなくなる。
⑯罪業妄想		
⑰ 👤 は、罪深		自分は、罪深い存在であると思う。
⑱躁病		
⑲誇大妄想		
⑳過大評価		自分を実際より過大に評価している。
㉑観念奔逸		
㉒思考アイデア 🔒 話ズレル		アイデアが湧き出てくるために思考が逸れて話がずれる。

第5章　電撃ネットワーク術の実践②

	発達危機	
①	👶期：母子分離不安	乳幼児期：母子分離不安
②	👷期：第1反	幼児期：第1次反抗期
③	🎒期：⚠️欠陥多動性障害	学童期：注意欠陥多動性障害
④	不📄	不登校
⑤	❤️期：第2反	思春期：第2次反抗期
⑥	🍴障害	摂食障害
⑦	🧑期：スチューデント😊	青年期：スチューデントアパシー
⑧	（無💪）	スチューデントアパシー＝学生無気力症
⑨	モラトリアム	
⑩	（一時⛔）	モラトリアム＝一時停止期間
⑪	🐦症候群	青い鳥症候群
⑫	🧝症候群	ピーターパン症候群
⑬	（社会責任イヤ）	ピーターパン症候群の説明（成長することを拒み、社会的な責任を負うことを回避する）
⑭	👸コンプレックス	シンデレラコンプレックス
⑮	（♂に高い理想を求める）	シンデレラコンプレックスの説明（男性に高い理想を追い求める女性の依存的願望）
⑯	👨期：❌症候群	成人期：燃え尽き症候群
⑰	ワーカホリック	
⑱	（仕事中毒）	仕事中毒（ワーカホリックの説明）
⑲	🌈症候群	サンドイッチ症候群
⑳	🪹の巣症候群	空の巣症候群
㉑	（生きがい喪失）	空の巣症候群の説明
㉒	👴期：喪失体験	老年期：喪失体験
㉓	孤独	

	精神保健	
①	入院	
②	📖で形態告知	書面で入院形態について告知する。
③	応急	応急入院

④	同意なし 72h ◎	本人の同意がなくても 72 時間に限り入院させることができる。
⑤	任意	任意入院
⑥	本人の意思	本人の意思
⑦	措置	措置入院
⑧	Dr. Dr. ↑ 都道府県	措置入院の説明（自身を傷つけたり他人を害したりするおそれがあると精神保健指定医 2 人以上の診察結果が一致した場合、都道府県知事の名のもとに行われる）
⑨	医療保護	医療保護入院
⑩	保護者同意	保護義務者の同意

ふろく❶ ラバルプーの目標設定バルーン

「看護師になる！」「国試合格！」「合格して○○病院で働く！」などなど、
自分の目標を見失わないようにラバルプーのバルーンに記入して
自宅の目に付くところに貼り、常にイメージトレーニングをしましょう！

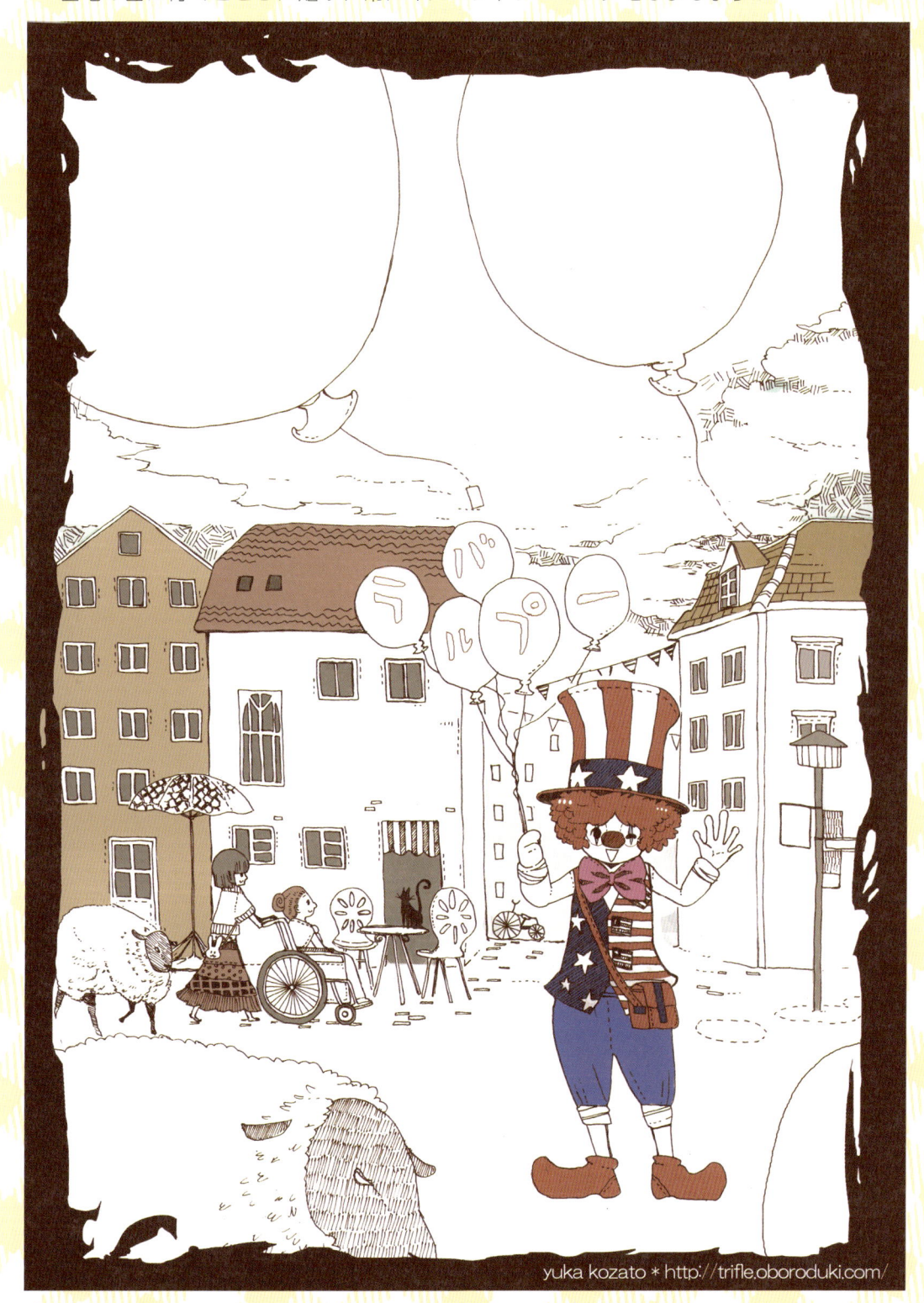

キリトリ線

yuka kozato ＊ http://trifle.oboroduki.com/

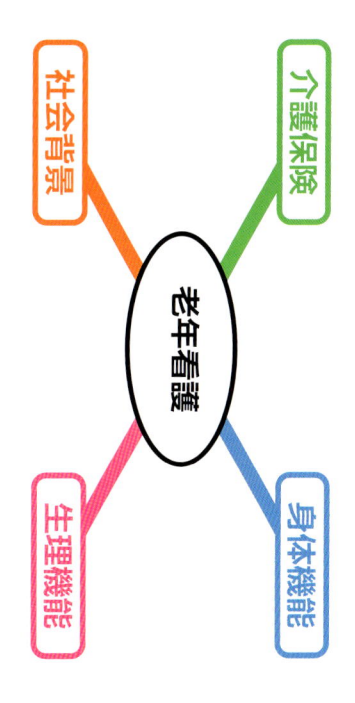

ふろく❷ 「電撃ネットワーク術」マップ作成フォーマット

```
        社会背景              介護保険
             \              /
              \            /
               ( 老年看護 )
              /            \
             /              \
        生理機能              身体機能
```

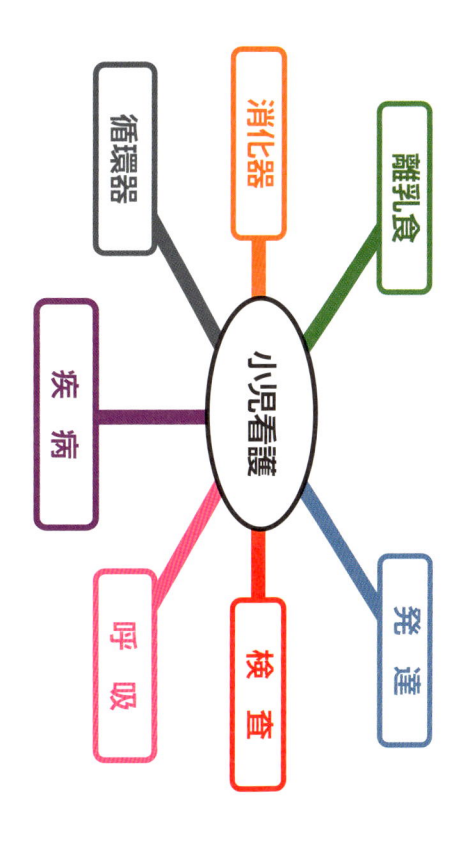

```
           消化器  離乳食
     循環器    ╲  │  ╱
           ╲ │ ╱
   疾病 ───── 小児看護 ───── 発達
           ╱ │ ╲
          ╱  │  ╲
        呼吸 検査
```

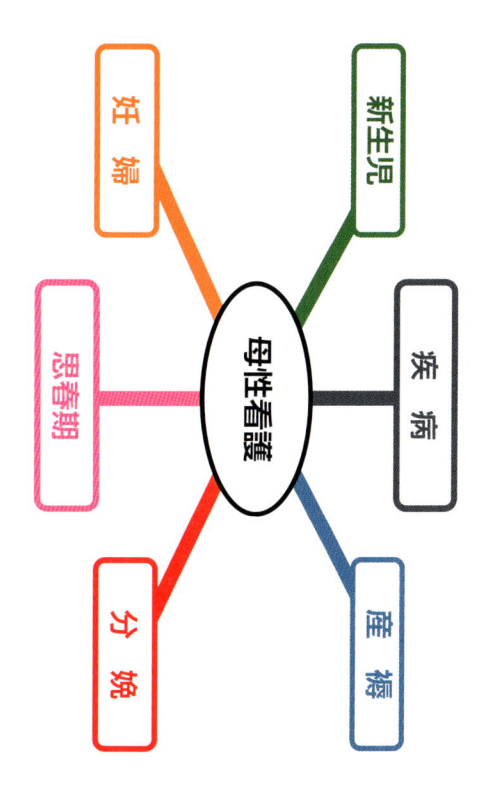

```
         新生児
    妊婦
            疾病
    思春期  母性看護
            産褥
       分娩
```

ふろく❷ 「電撃ネットワーク術」マップ作成フォーマット

キリトリ線

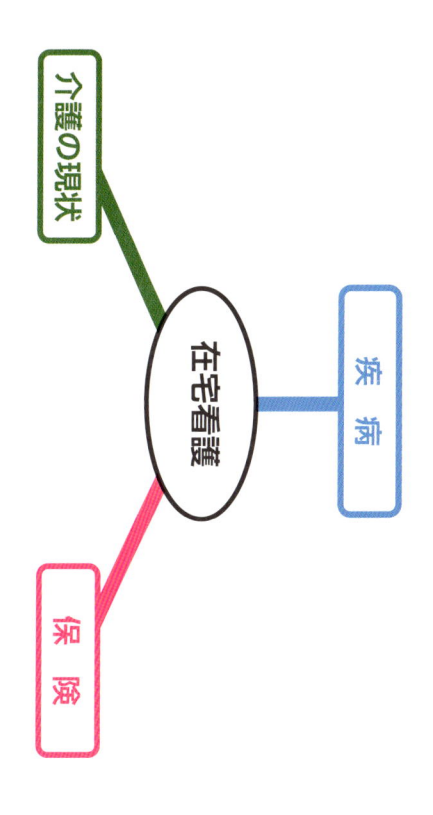

```
        介護の現状
             \
              \
               \
      在宅看護 ――― 疾病
               /
              /
             /
          保険
```

ふろく❷ 「電撃ネットワーク術」マップ作成フォーマット

```
          精神保健
              \
               \
      精神看護 ─── 疾病
               /
              /
          発達危機
```

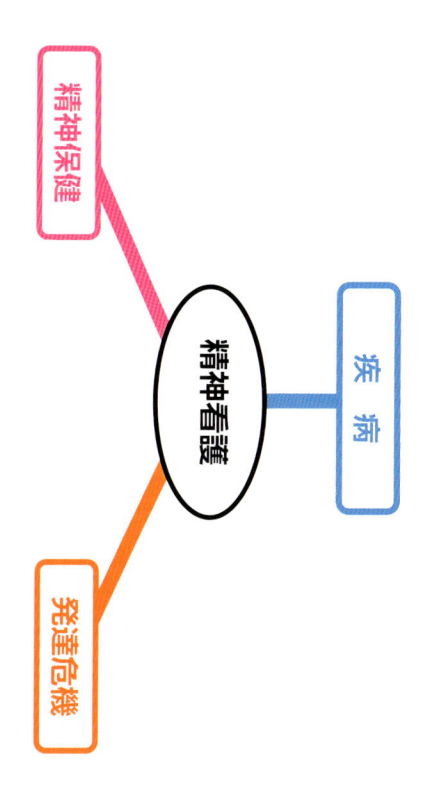

あとがき

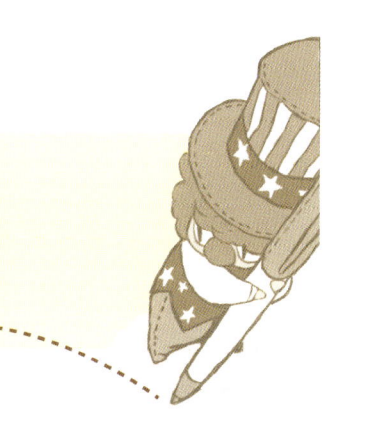

　看護学生にとって最大の目標は、看護師（准看護師、保健師）のライセンスを取得することです。実際に看護専門学校で学生に問いかけると、すべての学生がその目標を口にします。しかし近年の不況に伴い、その目標の背景には、「生活のための収入を、少しでも好きな仕事で得たい」、「安定した職業につきたい」、「夫が失業して、子供の学費がかかるので、准看護師から正看護師にスキルアップして、収入を増やしたい」といった事情があるようです。

　私自身、看護学生時代には、似たような状況を抱えていました。混乱した生活のなかで、勉強、研究、資格試験に取り組んできましたが、メモリーツリーを用いた勉強法を知り、自分なりの工夫で発展させることで、頭の中を整理できました。しかも、困難を乗り越えられる自分がいることに気づき、「自分だけがなぜこんな思いをしなければならないのか」といった被害者意識も消えていき、周囲の人々へも寛容な気持ちを抱けるようになりました。

　この勉強法を紹介することで、「自分は何をしてもダメだ」と自信をもてずにいる看護学生のみなさんの役に立ちたいと思い、筆をとることを決めました。

　看護学生をしていると、仕事や勉強、家庭生活など日々の忙しさのなか、他人のライフスタイルがよく見えて、羨ましく思えることもあるかもしれません。そんなときこそ、「なぜ看護の道に進んだのか」を思い出してみてください。そうすれば、少し前に進めると思います。

看護学生に贈る超絶記憶法
ラバルプーの電撃ネットワーク術

2013年 8月26日 第1版第1刷発行

執　筆	中野勇治（なかの　ゆうじ）
発　行	株式会社 医学評論社
	〒169-0073 東京都新宿区百人町 1-22-23 新宿ノモスビル 2F
	TEL 03(5330)2441＜代表＞
	FAX 03(5389)6452
	URL http://www.igakuhyoronsha.co.jp/
印刷所	三報社印刷株式会社

編集協力：杉本ゆま（イズ・ファーム）　　　　ISBN978-4-86399-207-8 C 3047